我陪兒子走出憂鬱症

艾曼達．普若茲 Amanda Prowse、喬希亞．哈特利 Josiah Hartley／合著
陳佳伶／譯

suncolor 三采文化

專業推薦

李正達 臺北榮總社區復健精神科 主任

吳佳儀 臺灣憂鬱症防治協會 理事長、臺大醫學院護理學系所 教授、臺灣自殺防治學會 理事

沈雅琪（神老師） 資深教師

柯慧貞 亞洲大學心理系 講座教授、台灣網路成癮防治學會 創會暨名譽理事長、行政院衛生福利部 自殺防治諮詢會委員

洪仲清 臨床心理師

郭葉珍 國立臺北教育大學幼兒與家庭教育學系 副教授

許曼君 大專院校諮商中心 心理師個別／團體督導

舒霖（柯書林） 臨床心理師

李正達——臺北榮總社區復健精神科 主任　專文推薦

憂鬱症所影響到的，不只患者本身，也包括他的家庭、甚至於身處的小社會。過程之中，除了用上對的治療之外，家人朋友的陪伴、正向的支持，是疾病康復的重要關鍵！

吳佳儀——臺灣憂鬱症防治協會 理事長、臺大醫學院護理學系所 教授、臺灣自殺防治學會 理事　專文推薦

根據世界衛生組織的預測，憂鬱將是二〇三〇年造成疾病負擔的第一大健康問題。憂鬱症狀或「憂鬱症」在現代社會中，除了影響人的正常生活功能，更可能直接或間接造成職場經濟減損。事實上，一般大眾不清楚憂鬱症與憂鬱症狀的差異，

更難知道什麼情況下需要就醫；更甚者，許多人對憂鬱症或精神醫療的污名，也影響著治療的可及性或有效性。本書主角喬希曾說：「憂鬱症是如此孤立人，且極度不公平。」更顯現出憂鬱症患者本身也會有自我污名的傾向，而影響治療連結及其成效。閱讀本書將使讀者了解來自憂鬱症個案及其家庭的真實遭遇，引發大眾共鳴或反思。

艾曼達和喬希的故事讓我們知道：這世界的一隅，正有家庭因憂鬱症而奮鬥著；也讓我們知道：其實憂鬱症隨時會發生在我們生活周遭。而對抗憂鬱症，我們還有很多事要做。這本書乘載著喬希從患病前到復元的過程，並且講述了喬希可能的發病原因、被診斷前的迷惘和無助、對於接受抗憂鬱劑與心理諮商等專業治療的掙扎、與父母相處的愛與矛盾，以及重拾希望、邁向未來的歷程。逾四百頁的文字已足夠讓讀者體驗到，喬希及母親對抗憂鬱症是如同走鋼索般的戰戰兢兢，深怕一步踏錯就跌入深淵；但也仍然不應放棄，因為憂鬱症是可以復元的。憂鬱者的患者需要更多的被理解、支持及協助，而照顧者亦若是。

心理健康求助是一個重要的過程，在這個歷程中，憂鬱症患者和周遭親朋好友

（特別是主要照顧者或陪伴者）都需要更多正確的疾病知能或實質技巧，能夠彼此扶助、長期穩定自我及家庭發展過程。特別在早期辨識憂鬱症危險因子或警訊的階段，若大眾能理解每個個體與家庭的獨特性，以及憂鬱症的疾病歷程，給予時間陪伴與傾聽，避免提供過早或過多的建議，同時與醫療團隊專業人員討論治病方針，去除對精神醫療（含藥物、治療方式等）或精神疾病的偏見，都將有助於患者早期減少致病因子的累積性效應。因此，期待一般大眾能知道如何早期辨識疾病、用同理心對待、以耐心扶持，求得最佳療效。

另一方面，對於憂鬱症家屬或主要照顧者來說，面對罹病的家人、朋友、愛人，沒有人比他們更懂與憂鬱症共處的辛苦之處，照顧者可能會因為疾病的影響而對患者產生許多負面情緒，包含憤怒、內疚、自責、悲傷、無力感等，疾病也可能讓他們的生活產生天翻地覆的轉變。然而艾曼達和喬希的經歷讓我們知道，縱使照顧憂鬱症的家人一開始可能讓人挫折、卻步，一旦歷經自我調適與理解、陪伴的歷程，生活中必然會有更多層次、酸甜苦辣皆有的感受，這些經歷對照顧者來說，都有其獨特的生命意義。當照顧者也身陷情緒困擾，也應尋求合適的幫助，透過醫療專業諮詢、心理衛生治療或社會團體關懷（如中華民國家庭照顧者關懷總會），得到心理支持或專業治療，維持自身穩定性，以提升照顧能量。

艾曼達和喬希的故事，提醒了我們應該記得：當憂鬱症患者仍在黑暗中奮力尋找出口時，請拉他們一把，接著，請陪伴他們、告訴他們沒關係，必要時一起配合專業治療。只要還在一起，就還有時間，每個人都可能成為憂鬱症患者的那道光。

洪仲清——臨床心理師　專文推薦

「你的旅程並不見得會比患者的輕鬆。」

我的天啊，光這一句話就抓住我的注意力了。這句話是作者（第一位作者）自己作為憂鬱症的照顧者，寫給其他照顧者的話。

作者接著說：「這可能是世界上最孤單的工作。」

是啊，照顧者也會痛苦，還可能不被其他人諒解，甚至受到指責怪罪。因為較高比例的主要照顧者是由「媽媽」這個角色擔任，國內外都如此——也就是，養兒育女、維持家庭的責任，加上照顧患者的責任，幾乎都在媽媽身上。

如果被照顧者的困境，沒有所謂的「痊癒」，像是憂鬱症會經常復發、失智症、兒童的發展性疾患、身體上的嚴重失能……等，那麼照顧者就沒有真正能放下重擔的一天，並且常活在愧疚，甚至羞恥，偶爾耗竭的狀態。所以才會出現，照顧者承受不住壓力，偕同被照顧者，一起離開這個世界的悲劇。

當被照顧者的症狀開始起伏，照顧者的情緒除了會被劇烈牽動之外，也可能要承受被照顧者特別強烈的情緒，這異常艱難。作者提到了經常出現的自我懷疑，就我的經驗來說，有時候會走向失去對自己的信任，慢慢也可能體驗到失控，或者有失去自我的感覺。

但我在看作者的文字，我發現作者即便處在這樣的處境，還能掙扎著以正面的力量來回應她的恐懼——包括寫了這本書。這本書能給予照顧者同理，也能看到被照顧的當事人（另一位作者），描繪自己內在的心理世界，這正是大多數面對憂鬱症或其他相關心理困境的家庭所需要的書。

願這本書，能為這些苦難的家庭帶來溫暖的光亮！

許曼君——大專院校諮商中心 心理師個別／團體督導 專文推薦

記憶中，那是開學的第一堂課。因為是大堂選修的通識課程，所以課堂氣氛比較輕鬆自在。來自不同科系和年級的同學們在同一個教室中，有著因陌生帶來的緊張尷尬，又有些不用刻意去打招呼社交的放鬆感。開始上課時，我注意到前排的一個男孩，他很專注在聽課，但神色透漏些焦慮緊張；身旁的女同學不時輕聲跟他說話，彷彿想分散他的焦慮，讓他好過一點。我很想多關心他，但接下來兩週，他都沒再出現。

這期間，我收到了一封請假的 email，信中學生說明因為憂鬱症復發，需要重新回醫院就診拿藥。而門診時間剛好跟課程時間重疊，所以缺了幾堂課，不知道該怎麼辦才好？一瞬間，我腦中浮現起那個情緒不安的男孩。寫這封信的學生，應該就是他吧？隔週，他出現了，一樣是那雙帶著焦慮的眼睛，但更多了深深的黑眼圈，身形也明顯消瘦許多。下課時間，他滿臉愧疚走到我面前，承認他就是寫信的學生，並想跟我討論補救出席率的方法。他說，他上週真的試過要出門上課，但藥物效用跟身體的疲憊讓他完全無法從床上爬起來，真的非常抱歉……。語畢，他低頭看著自己的腳，一言不發，像在等候我發落。那一瞬間，我感受到了他滿滿的無力感，和無法控制自己狀態的哀傷。所以，我只跟他說了一句話：「出席率那些你不用擔心，現在的你先好好照顧自己，好嗎？」他猛然抬起頭，一臉的驚訝和困惑，用那佈滿血絲又有點濕潤的眼睛看著我，問說：「真的可以就這樣嗎？」彷彿他從來沒有想過，原來照顧自己的心情是重要的，而且是能被允許的。那個不可置信的表情，以及被感動的神情，至今我仍難以忘懷。

就如同書中的喬希一般，大部分的青少年在面對負面情緒時，很少能主動去表達自己的狀態與需求。主要因為，很少有父母會讓孩子「僅僅」因為心情不好，就請假不去學校、不做功課。所以，孩子連提都不敢提。另一方面，孩子也怕父母親擔心、怕被責罵、不被理解、或還必須要向父母解釋等等，很多時候寧願自己把心事藏在心裡，不想惹麻煩。在這樣的狀態下，他們也許會跟刺蝟一樣，常常處於生氣易怒的狀態，任何小事都有可能讓他們的情緒爆炸；有些人則是變得極度疏離，吝於分享自己的感受和想法，只想待在自己的小空間內不被打擾；有些則變得過度敏感脆弱，常會因為事情不如預期而崩潰，突然間像個小孩般無法做決定。時間拖得越久，這樣的負面情緒一直未消化，生活壓力又重複加疊，很可能就會累積成嚴重的情緒問題，甚至引發憂鬱症等心理疾病。

但這時候家長看到的，常常只是外顯的行為問題，並會認為：「我的孩子進入叛逆期了」、「變得不用功了」、「可能交到壞朋友了」、「長大有自己主見，不聽父母的話了」等等。接著，或許出自於擔心與關心，下一步就馬上跳進「解決問題模式」：「應該要教他知道好壞，不然會走偏了」、「要趕快讓他恢復正常，不然會影響課業升學」。有些家長會跳進「一切都會變好模式」，認為這是「成長的過渡期」、「時間過了就會沒事了」。這些對於孩子必須要趕快恢復正常的期待，變成了一道道枷鎖，困住了他的身體和心靈。在面對自己負面情緒的未知和恐懼，加上對親友期待無法回應的愧疚，常常反倒把孩子推向更深的洞穴中。就像是喬希的母親艾曼達一般，對孩子的愛，讓她無法袖手旁觀喬希的脫離常軌。她擔心好不容易累積的學業成就無法持續；更擔心孩子會被精神疾病的標籤污名化，因此一直急於去解決眼下的問題。當她拼命嘗試著把孩子引導到跟同齡夥伴一樣「正常」的道路上時，卻忘了先停下來，問問看兒子到底怎麼了？為什麼突然間不想用功了？是什麼讓他這麼不開心？這些方式真的是他需要的嗎？

「一定會好起來！」對有憂鬱症的人，或是陪伴者來說都是很重要的信念。但要往好起來的路上走，除了信念之外，必須得搭配著許多的裝備，才有可能順利地踏上療癒與復原的道路。例如：專注不帶評判的傾聽、給予適度的空間、尊重其選擇的權利、靜靜地陪伴、給予愛和支持的訊息等等；另外就是尋求合適的藥物及心理治療，以及同等重要的：陪伴者的自我照顧。憂鬱症的影響從來都不會只限於生病者，周遭的親友常常也會不自覺被拖入深淵。要去治療與面對這些擊垮人心的病症，也是必須靠整個系統都運作才有勝算，因此，家人與朋友就成為了復原路上最重要的力量。本書透過了母親與兒子兩個人不同的視角，引導讀者去深入理解在面對憂鬱症路上生病者與陪伴者兩方共伴的心路歷程。透過故事線的推進，兩人交錯呈現出最真實的想法與感受，能讓我們更清楚看見在面對疾病的不同階段中，生病者的心情狀態與需要的協助為何；同時也能學習照顧者如何去面對，並摸索出最適合支持對方的方式，直到克服了疾病的威脅，重新回到平靜快樂的生活中。

這本書記錄了一位堅毅的母親，在無數挫折與崩潰後，仍堅持陪伴重度憂鬱症兒子走出生命黑洞；同時也見證了一位勇敢的年輕人，歷經閱讀障礙、身體病痛、甚至心理疾病的折磨下，願意再次相信自己、相信生命總有出路的不凡旅程。這更是一段充滿了愛與接納的真實人生，讓我們看見：只要願意開放彼此的心，願意去理解與包容人本來的樣貌，盡其所能去傾聽與支持；那麼不論遇到什麼困難，都總有改變的希望。

舒霖（柯書林）——臨床心理師　專文推薦

您聽過「親子共生」嗎？那您知道還有「親子共病」嗎？

「親子共生」是指：當親子日常總是彼此形影不離纏繞著。

「親子共病」則指：在親子關係陷入糾結同時，雙邊都表示因為對方而感到十分痛苦。

原來所謂的「相伴」，還有好多「眉角」要學。

如果已經受困親子互動的你，決定求助親子專家，千萬小心別講到下面的三句話。不然就會被專家假定：府上親子關係已經出現「纏繞」，恐怕需要長期晤談協助了。

1. 聽說你是跟青少年的溝通專家？那可以請你幫忙跟我家「這位」溝通一下嗎？

2. 我這孩子小時候，真的是非常善良又優秀，怎麼長大會變這個樣？

3. 您問我那另一半？唉！不提也罷。

畢竟親子任一方的身心生了病，另一方就非常容易跟著不穩。

原本充滿信心，以為自己還算挺好的父母，也自認挺瞭解孩子。直到孩子確診生病後，第一時間必定對自己充滿懷疑和罪惡。如同案母作者所言「凡被視為理所當然的一切事情，一旦崩解都將造成衝擊。」

所幸親子兩人在尋求專業協助後發現：當一個生命選擇自我傷害或長期擺爛，不一定都有他人能理解的原因或緣由。而自傷或自我放棄其實是個疾病（孤寂的病）。

若你願意翻翻這本《我陪兒子走出憂鬱症》，我想你對孩子甚至是自己，都會有進一步的認識。

「量力付出，盡力而為」。我想無論自救，或是救人，都需謹記在心。

獻辭

我的獻辭是給所有活在憂鬱症之中的人。給所有正在考慮自殺，或認為自殺可能是最好的選擇的人。我證明了在罹患憂鬱症以後仍然有人生，以及患有憂鬱症仍有生活可言——儘管並不總是讓人感覺如此。不要放棄。好好談論這個病症，寫下來、跑步、跳舞、閱讀、畫畫、睡覺、運動、做瑜伽、坐在椅子上、去公園散步！做任何你需要做的事，等它過去，直到惡魔從你的背上離開，等黑暗過去。吸一口氣。花點時間。正如我在書中所說，事情通常會變得更好。

別把你自己刪除。

絕對不要。

不要抹殺可能很美好的未來。

這個世界很大，有無限的可能。要知道，有你在，世界會更好。這是一場很艱難的奮鬥——可能是你會面臨最困難的挑戰，但是你做得到。

我做到了。

我成功了。

我知道你也可以。

喬希

獻辭

我想把這本書獻給所有關心和愛護某個憂鬱症患者或精神疾患者的人。

你的旅程並不見得會比患者的輕鬆。這是一個不同的過程，而且可以說，是支援比較少的旅程。要知道，當你流下沮喪的淚水，當你因為前途茫茫，對著月亮哀嚎，當你有很多問題，卻沒有辦法去解決的時候，當你的肌肉因緊張而終日蜷縮，在過完一個又一個辛苦的日子以後，當你的身體感到疼痛時……你並不孤單。當我們身邊最親近的人正在受苦，而我們必須去愛他，這可能是世界上最孤單的工作。但，我們只是眾多這樣的家屬的其中一個。即使感覺沒有人能理解我們的生活，即使覺得沒人能關心我們……但其實，有許多人和我們一樣。

你並不孤單！

我想，帕布羅．卡薩爾斯（Pablo Casals）的這句話，非常適合形容我們面對的狀況。

「對整個世界來說，你可能只是一個人，但是對某個人來說，你可能就是整個世界。」

對於我們所愛和關心的人來說，這往往就是事實。這是多麼驚人的責任啊！但是，天啊，這同時也是多棒的特權……

艾曼達

我們根據對有關事件的記憶寫下這本書。
有些事件被壓縮了，有些對話則是根據記憶重現的。
我們的目標是儘可能真實地陳述一切，
但也承認我們的記憶是有限的。

目錄

前言
喬希

結束我的生命是很容易的決定。過程並不如你所想，有什麼巨大的糾結。根本就沒有。當我得出結論，從這個世界上登出，對我來說應該是最好的選擇時，我已經失去對任何事情或任何人進行深入思考的能力。我已經失去理智，我的現實被扭曲了。我不覺得悲傷，我很麻木，感覺這種狀態永無止境。我很疲憊，而且，要在沒完沒了的空白絕望循環中度過剩餘的歲月，這並不是我想要去思考的問題。會有任何意義嗎？

那天我從一如既往的心智迷霧中醒來，所有想法都是緩慢而模糊的，根本不可能理性思考。那一定是白天，因為太陽不太成功地從我總是關上的百葉窗縫照進來。幾週前，看著外面的藍天幾乎是一種享受，能夠打破白天的單調，但我現在已經過了那個階段。時間已經失去所有的意義：我可能在那個房間待上五天到三個禮拜，每天最多睡十八個小時，另外六個小時在恍惚中度過，盯著天花板。我的床是一座孤島，它碰巧落在英國一個中等規模的城市中，但就孤單和隔絕性而言，我比較像是身處南太平洋裡。我偶爾會離開我的島，去找水、食物或上廁所，但是最近連口渴都都無法讓我起床。要離開那張床，對我來說，就像試圖逃離一個黑洞，我覺得自己已經超越了參與活動的視域，即便史上最棒的邀請，也無法誘使我離開那個六乘四英呎的空間。那是我的全世界。

我對我周圍的環境沒有意識，但回頭來看，可以說是滿腐爛的。我的公寓套房本來是所有學生的夢想——一個個人的大空間，嶄新電器和所有舒適設備，可以好好地過完很棒的一年，但是我卻被疾病完全控制住。髒衣服和用過的外賣餐盒、餐具黏在木質地板上，床單已經幾個月沒洗了，我也沒有時間度量來計算我最後一次洗澡是什麼時候。但這並不重要，沒有什麼是重要的。世界的顏色變淡了，只剩下灰階。

在一段無從得知的時間裡，我的情緒一天天被一塊一塊地削去，巧妙到我完全沒有發現。我是一個空殼，沒有任何情感。我不再悲傷，我沒有感覺。會感到悲傷，其實是一種進步，但我感受任何事物的能力早已消失很久了。

我打開裝藥片的盒子，硫磺的氣味撲面而來，它們是解方，因此是確定、確切的東西，是我對變得無根的生活的唯一標記。

我常想起那個坐在床尾，手中拿著藥片的男孩，一個生活在黑暗與光明之間的男孩。他的家人之後講起這段時光，講起全家人是如何人仰馬翻，會像是講起一段遠古的故事。我就是那個故事中的男孩，那天並不是我的最後一天，但曾差點就成為我的最後一天。

序言
艾曼達

要誠實寫下關於憂鬱症、自殺和所有與之相關的不愉快經驗，真的很難。這是個黑暗的話題，也是我們曾經不願意去談論的話題，但我們最後鼓起勇氣嘗試。喬希和我想告訴大家的，就是當精神疾病來到我們這個平凡的家庭，和我們這平凡的一家人生活在一起時，會發生的種種故事。我曾經以為精神疾病是可怕的、難以理解的、更是難以讓人接受的；重點是，我曾以為那是發生在其他人身上的事。結果我們發現，我們就是那些「其他人」，我們就在這裡。

喬希的憂鬱症嚴重到他不僅考慮自殺，還計畫何時以及如何結束自己的生命——而且差點成功了。於是我和喬希第一次公開談論他的憂鬱症，這也是我們一家人經歷過最困難的事情。主要原因是，身為父母，我和我丈夫對於如何處理這種情況相當無知；另一個原因是，精神疾病的治療，往往沒有我們所需要的那種清楚、可預測的、有希望的結論和答案。我們經常聽到身邊人安慰我們：「時間是偉大的治療者」、「時間可以治癒所有傷痛」、「一切都會過去的」。假裝某件事的存在感不強烈，好像就比較能輕鬆應付它——雖然聽起來像是自我安慰，但，說不定人生的實情就是如此呢？

面對我們兒子的憂鬱症，曾有那麼些時刻，我們不得不接受，也許以上這些說法都不適用。但這個想法對我們和兒子來說是非常危險的，甚至可以毀滅一切。我們甚至想：他可能一輩子都會這麼脆弱，那麼，這些勉強還能「應付過去」的日子，可能就已經是最好的狀況。我們試著去這樣適應這個狀況，然而，這樣去想、去做，並沒有讓事情更容易。

這本書，是我希望我在人生最低潮的時刻，能讀到的書。我知道，這世界上有許多為孩子擔心到吃不好睡不好的父母，我想像這些結是無形的線編織成的，把我們所有大人都織在一起。這想法給我帶來安慰，因為我們在一起會更強大，而如果我勇於去談論這個問題，生活會更好、更輕鬆一些。

當時的我，感覺這個世界是一個非常孤獨的地方。我認真地懷疑我最珍視的一切，包括我自己的判斷力。夜深人靜的時候，我開始懷疑起自己，以及那些經常被我認為理所當然的那些生活方式。我的養育方式，我的人際關係技巧，我選擇的事業，甚至我的婚姻。我是世界上最糟糕的母親嗎？我們的另一個兒子，班，有沒有可能已經受到他哥哥生病的影響，我卻還不明白？我是否做了什麼事才讓喬希有這種感覺？我的丈夫還能承受多少我的精神缺席？當我們清醒時的每一刻都被喬希的憂鬱症綁架，它像一塊巨石一樣坐在每一次談話的中間，等著絆倒我們，我們這對夫妻，會發生什麼事？我自問，我平時寫作，當小說家，是不是很自私的一件事，因為每當世界開始混亂起來，我就把自己封閉在自己的小世界裡。我放在家人身上的注意力，是否不夠？我們一家人該怎麼一起生活，該如何正常運作？還有最重要的是，為什麼？為什麼我們的兒子，會在我完全沒有預料的情形下，發生這種事？

我曾不無自豪地認為，我們是那種在餐桌上能敞開心聊天的家庭之一，沒有任何禁忌話題。我們是那種會帶兒子，喬希和班，一起去度假的父母，也會瞭解他們的朋友、夥伴和他們的生活習慣；我以為我已經掌握了一切。如果你在喬希發病前問我，我會自信地說，我比任何人都瞭解我的孩子，知道他們在做什麼，甚至有點得意。結果是我沒有，完全沒有，這對我來說是難以接受的事情。

我想，這樣的一本書對我的幫助會有兩個方面：第一，知道我並不孤單——其他家庭也是盲目地在這可怕的過程中跌跌撞撞；第二，從受苦的經驗中集結智慧，幫助未來更多受苦的家庭。當時我最想知道的是，怎麼樣才能最有效地幫助喬希。我真心希望，當時就有人能告訴我他們做了什麼，才讓事情變得更好了。

喬希的病對我們視為理所當然的一切都造成衝擊，使我們的每一個想法或愉快的行程都被一種根深蒂固的憂慮所佔據。我們擔心：如果他自殺了，我們的世界會變成什麼樣子？這常是唯一盤旋在我腦海中的問題。

這很殘酷。讓人筋疲力竭。

為了寫下這一切，我們不得不重溫那些可怕的事件，那些我們想要忘記的事情，而且我不得不再次面對我兒子曾經不想再活下去的事實。我無法充分說明當時我所感受到的極度絕望，以及內疚。我試著想像喬希當時可能感受的痛苦，他獨自一個人承受，並覺得自殺是最好的選擇。他成年之後，總是哭泣、孤獨的樣子，以及孩提時候的他，那個老是睜大眼睛、舉起雙臂看著我的小嬰孩——這兩個樣子經常在我腦海中並排。小時候的他，只需要一塊餅乾，就能樂陶陶一整天；而成年的他，面臨想要結束生命的那一刻，我並沒有和他在一起。他是孤獨的……我讓他感覺如此孤獨。這對任何愛孩子的父母來說，都是最難承受的。感覺就像是我的生命，被徹底宣告失敗。

然而，因為我們在一起會更強大，這給了我一個全新的觀點，破除了我的迷思，使我得到很多安慰。針對他的憂鬱症，他告訴我，如果哪一天他有了任何感覺，那就是解方；那份感覺會超越其他，刺穿覆蓋在他身上的麻木盔甲。這讓我想起一件喬希還小時發生的事：我把哭泣的喬希送到托兒所僅一個小時之後，接到了電話，聽到：「他現在完全好了！正在玩樂高，一點也不難過了！不用擔心……」

我記得那時，我是一個單親媽媽，還沒有遇到我的丈夫西米恩。我樂在工作，工作能消除我的煩惱，讓我的情緒得到紓解。我總是專注手上的工作，並感到很快樂。而這件事也一樣，如果有任何事情可以讓喬希「有感覺」，那就是種解脫，能終於卸下重擔、並感到放鬆與快樂。

作為一名作家，有一個意外的特權，那就人們會向我分享他們自己的故事，其中許多是深藏內心的經歷。聽著這些故事，彷彿是幫助他們解開一個在他們心中封存了許久的祕密。這些故事中，很多都是關於親人自殺，而這些故事往往驚人地相似。有位男士告訴我，他所愛的女人做了最後一頓她最喜歡的食物，把他的廚房遺留在一團美妙的雜亂狀態下，離開了這個世界。他現在仍會想像她最後如何品嚐每一口食物，微笑著舉杯，這種想像帶給他極大的安慰。另一個人詳細描述他們的兒子去進行一次輝煌的登山健走，回來時吹著口哨在他母親的臉頰上親了一下。她從兒子選擇給她最後的一吻中，得到莫大的安慰。

還有其他的自殺故事，是帶著信任祕密地分享，但所有的故事都談到選擇離開這個世界的人正面的情緒和樣貌，或者至少是平靜的告別。我不會貿然企圖暗示我開始理解這些人或他們的親人所經歷的事情，我不瞭解，當然，我不會瞭解。但我想說的是，當最糟糕的事即將發生的一刻，喬希保持了平靜，這個事實給了我很大的安慰。

平靜。

這是很困難的，因為我會拚到我最後一口氣，只為讓他留在我身邊，讓他活著。我根本無法想像一個沒有喬希的世界，然而，這個想法就像我手指尖上被紙劃破的一道最小的傷口一樣，不斷尖銳地提醒著我，幸福與平安是我一直以來希望喬希能擁有的東西。但代價是什麼呢？

我美麗而不完美的兒子坐在那裡，手裡拿著自殺藥，準備離開我們的生活，從地球上消失。

他當時十九歲。

寫這本書時，我學到比想像之外更多的事情，那就是我開始理解喬希的內心世界和他的思考過程。我十分欽佩他的坦率、誠實和力量——不僅是他述說最痛苦的事件的能力，我也對他每天都在打的仗有更多的瞭解。難怪他這麼累。我也從他的故事和回憶瞭解很多關於我自己的教養方式的缺點，有些是非常難以入耳的。然而，無論多麼困難，都是有必要知道的。我們的溝通比以前更開放、更誠實了，有點像撕掉一張黏得很緊的ＯＫ繃一樣。真希望我們在很久很久以前就知曉這些道理、並立刻這樣付諸實行了。

我相信喬希仍然活著，必須歸功於兩件事：首先是幾個簡單的動作爭取了寶貴的時間，還有滿滿的運氣。

這本回憶錄是由我，艾曼達，喬希的不稱職母親寫下，我竭盡全力（但常常失敗）說對的話和做對的事——在丈夫的陪伴下，努力讓我的兒子活著，為他的幸福而努力。這本書也由我的兒子喬希寫下，長久以來，他只能透過憂鬱症的迷霧來看生活，只想要結束無垠的虛無痛苦。

我們像是兩種截然不同的聲音，是發自內心的公開表達，描繪我們對於憂鬱症患者雲霄飛車式的生活的迥異觀感。我們也必須告訴你，憂鬱症這個不速之客，至今仍在我們的房子裡徘徊，尋找復活的機會，但是現在，至少今天，它被鎖在閣樓上，被好好隔離了。我也應該告訴你，當我詳細述說喬希終於走到一個叫做「幸福」的地方，或者當我和西米恩坐著，手裡拿著杯子，回憶那些低潮的日子，我們並沒有舉杯歡慶、大肆慶祝。我們低調、感恩、惜福。

喬希的憂鬱症也成了我的主人，以恐懼統治著我。在某些安靜的時刻，我聽到它的鐵鍊發出聲響，踢著鎖上的門。我的恐懼已經消退了一些，但是仍然存在，我仍害怕做錯事或說錯話——害怕這件「錯事」可能成為壓垮他的最後一根稻草，成了讓他想自殺的行動或言語。我像生活在刀鋒邊緣上，兩邊都是鴻溝，刀子還著火了，我光著腳，子彈如雨點般落下，我無法呼吸，有一條憤怒的龍在頭頂盤旋，卻沒有人能聽到我的呼救……

很難把它寫出來，更難的是大聲說出我的兒子，我美麗的、心愛的、現在已經長大成人的孩子患有精神疾病，這個意思是，至少有些時候，他寧願自己不存在。即使看著頁面上的文字，也覺得很怪異。

他寧願不存在……

他怎麼會有這樣的想法，又怎麼會走到要奪走自己性命的那一步？

他現在是，而且永遠是我生命的摯愛。這個過程令人痛苦，耗費精力，擊垮心靈，令人筋疲力竭。負面的形容詞有一長串，但並不意味我會改變當喬希的媽媽這件事。什麼都不會。

他是我最大的快樂，從他第一次被放在我的懷裡，鼻子扁扁的，臉紅得像番茄似的那一刻起就是如此。他是新生兒的那一天，我為他許過很多願望，但是就算過一百萬年我也無法想像，有一天我會祈求，我美麗的孩子不要自殺，並誠心祈求這件事情，勝過其他任何事情。

但是，我們在這裡，這是真實的生活，和我的小說不同，在小說中我可以為我的角色設計最巧妙、最令人愉快的情況，但是現實似乎並不完全如此。

我認為最誠實的說法是，人生是……不可預測的。

麻煩的是，並沒有一張人生的地圖、指導手冊或指南。我希望有。我希望有人能告訴我如何修好他！告訴我應該怎麼做。我想找到那塊神奇的石板，能讓一切都好起來，但卻相反，我不得不在黑暗中摸索著前進，而且我經常跌倒。事實是，生活中沒有多少事情能比看著你的孩子受苦更難，這是最殘酷的打擊。與喬希一起生活就像坐雲霄飛車——在過去的幾年裡，高點越來越低，而低點只有更低。我經常在夜深人靜的時候，在孤獨、黑暗的時刻，裹著床單在我丈夫的懷裡哭泣，頭髮貼在我的臉上，在我的思緒最吵雜、睡意全消的時候對自己說，不管對我、對我們這個家庭來說有多困難，對喬希本人來說，一定都是更困難的。

在他病情嚴重的日子裡，他的表情模糊，從一個房間飄到另一個房間。在一些難得的日子裡，他笑了，笑聲很響亮！那是我耳邊最動聽的音樂，是一種解脫，一種喜悅，最重要的是它是希望的聲音，這些突如其來的希望是我緊緊抓住的浮木。

很難，沒錯。用一句所有父母都會產生共鳴的話，事實上，所有愛過的人都會有共鳴，就是：喬希的痛苦就是我的痛苦，他的快樂就是我的快樂，如果他想從地球表面跳下去尋找永遠的平安，那麼我確定的一件事是，他將把我的心和靈魂也帶走。那會留下什麼呢？沒有，只剩下我的軀殼，一個因為失去而痛著的空殼。

我承認，我滿腦子想的都是如何防止喬希做出不可想像的事情，取走他自己的生命。我們慢慢地、小心地開始從這些經驗中走出來，仍然努力拼湊已經發生的事情，我們是如何走到這一步，以及要往哪裡走。

當我回顧過去六年，感覺像被一個狂轉的龍捲風捲到高空，衝擊力之大，讓我們沒有時間制定計劃。我們被風暴旋轉，沒有喘息的機會。這是一種懲罰，讓人筋疲力竭，我們所能做的就是堅持下去，緊緊抓住最親近的人，希望當我們著陸時，如果幸運的話可以全身而退，我們只能隱約辨認曾經在其中徘徊的風景。

這是我們現在的處境，我們幾乎完好無損地著陸了，我們還在漫步，頭昏眼花地，而且，有點困惑，勘察著損失，試圖找出可以挽救的東西，也其實並不為失去的一切哀傷，只是感激，感激得不能再感激。我們能夠回到穩固的地面上，有時間呼吸。我對地球上有喬希的每一天都充滿了快樂的感激，知道只要他還在這裡，就還有時間。

我的名字是艾曼達，你可以叫我曼蒂。我是憂鬱男孩的母親，這個男孩掙扎著看見生命可以多麼燦爛，而這就是我的故事。

Chapter

1

艾曼達
那天我遇到一生的摯愛：我的寶貝兒子

「如果每次想到你就拿出一朵花……
我將能走過我永恆的花園。」

丁尼生（Alfred, Lord Tennyson）

我花了很多時間去回想我還是單身母親的日子。我試著去找出我當時應該不同方式去做的事，那麼或許喬希的生命就會有不一樣的結果。有一個特別的日子，一直在我腦海裡揮之不去。

那天我開車穿過唐斯（The Downs），一片充滿綠意、寬闊的丘陵地，為布里斯托市增色不少。那時是清晨，我們正在去幼稚園的路上。喬希的小手緊握著書包，坐在副駕駛座上，他穿著灰色小短褲和低於膝蓋的襪子，夏天的涼鞋和一件印著他喜歡的學校徽章的運動衫。這所學校的學費讓我很多個晚上都睡不著。我們像往常一樣聊天，話題應有盡有，比如巧克力堅果醬和蜂蜜哪個好，以及他最喜歡《蟲蟲危機》（*A Bug's Life*）中的哪個角色和為什麼？我很隨意地問他，長大以後想做什麼？他有點尷尬地盯著窗外，於是我提出幾個建議，我現在必須承認，我有點羞愧，當時我希望這些種子裡面有一顆可以萌芽，我想為等待著他的光榮人生鋪路。

「你可以當一個醫生？或是一個藝術家，一個音樂家？」

他沉默了一會兒，目不轉睛地注視在那個蔚藍晴空的日子裡，我們一路閒聊時倏忽而過的生命，直到最後他轉向我說：「我想等我長大以後，我要在唐斯割草。」

我大笑起來。

「真的，喬希？你可以成為任何你想成為的人。你會擁有非常棒的人生！而且你可以成為任何人，一個劇作家，或是探索宇宙的太空人！想一想，你難道不喜歡爬山、當個醫生或演奏音樂嗎？」

他搖搖頭，語氣俏皮而堅定地說：「不，媽媽。我想我喜歡在唐斯割草。」

「為什麼，為什麼你想做那個，親愛的？」我還沒有見過一個三歲孩子對他長大以後的生活沒有狂熱幻想的。在那個美妙的年歲，夢想不會被現實情況壓垮，成為一個在蛋糕店打工的馴獸師，或是一名船長同時也是著名搖滾樂團鼓手，都是值得被鼓勵的。我承認，我對他的答案有點疑惑，而且，我再次很尷尬地寫下，我對他相當平凡的答案感到有些失望。我現在明白了，這是因為我把喬希的未來活在自己的腦子裡，而那個未來看起來很光榮。我看到他很高，很有成就，張開雙臂奔向人生，準備將可得的一切抓個滿懷，真正地活著。

喬希又把目光投向窗外，看著那些開著拖曳機式割草機的男人們黝黑的笑臉。

「因為他們看起來很快樂，媽媽。」

我認為這個回答很可愛，也很有趣，只是當我看著他，他回過頭來看著我時，表情是如此悲傷，讓我想哭。因為在那一刻我意識到，他正在努力追尋某種遠比太空探險的事業更難捉摸的東西。快樂。

「是的，他們很快樂，喬希。」我不得不承認。「他們看起來真的很快樂。」

我那聰明的孩子在這個年紀就已經明白一些我花了幾十年才知道的事：快樂是目標。沒錯，快樂！如果你擁有它，那麼其他一切都會水到渠成，其他都不重要了。而我決心幫助他完成這項崇高的追求。

在我成為母親之前，我不知道當母親是什麼樣子——誰知道呢？我曾看別人怎麼當媽媽，包括我自己的母親，但這仍是一件幾乎無法只靠想像完成的事情。我想這有點像閱讀在游泳池跳水的文章與實際去做之間的差別。當然，你知道要做什麼，可以看看圖片或閱讀關於技術、安全措施，甚至其他人的經驗，但是那種當身體沒入水中那一刻光輝的感覺，你的皮膚在顫抖，你的心臟狂跳，你的頭髮漂浮在你的上方……那種超越塵世的體驗，一些感官被消音，其他一些則被提高，聲音在迴響，光線被過濾掉，如果你迴旋在水面下，你會感覺你已經完全進入另一個境界——你只能去感覺。

我想，當媽媽就是這樣。

大自然是一個聰明的老傢伙，我知道我能代表很多人說這句話：從我兒子一出生那一刻——我幾乎無法想像沒有他的生活。就像人們說的那樣，那是一種，一見鍾情，或者說，如果不是愛情，那必定是一種獻身的牽繫，感覺很像愛情。這種愛帶來一份激情，一種不惜一切代價保護和培育我的孩子的需求。原本隨和的我，發現性格中有新的一面：我有史以來第一次知道，我將誓死護衛我的孩子，使他不受到任何傷害，即使是他受傷害的想法也足以讓我心跳加速，五內糾結，隨時準備縱身撲上敵人，和敵人殊死一戰。

我懷孕期間比較輕鬆的時候，會想像我的孩子在我的子宮裡安全而舒適。當時我不知道這個新生命將如何佔據我清醒時的每個想法，讓我所做的每個決定都以他為中心。我想，當時如果有人來問懷著喬希的我，對喬希的想像是什麼，我可能會猜想，和我的孩子一起生活會很像 Gap 服飾廣告，我在溫暖的色調中平靜地走過公園，旁邊是我美麗的兒子。當然，我們會穿母子牛仔裝，他脖子上可能圍著漂亮的條紋圍巾，我想像我們會停下來餵那隻奇怪的鴨子，我可能推他盪秋千，一邊笑著一邊撥弄我閃亮的頭髮。我會很高興這麼快就穿回我的緊身牛仔褲，太陽照耀在冬日晴朗的藍天裡。然後我們回到家，可能會吃我稍早放在烤箱裡的一些健康美味的食物，然後我給小寶貝洗完澡，將他塞進凱思・金德斯頓（Cath Kidston）的羽絨被裡，他聽完睡前故事後會睡足十二個小時，之後我們會微笑著醒來，全部再重來一遍……他將成長為快樂、美好、成功的人，他會非常愛我，生活將十分完美。

但事實是……

我在喬希的嬰兒期過得很辛苦，就像是被卡在「筋疲力竭」和「我的生命怎麼了」之間的慢車軌道裡。至於我的 Gap 廣告幻想——如果 Gap 決定推銷肩上有生病嬰兒的邋遢外衣和一個月沒洗頭、展示睡眠不足的不死之身、憔悴臉孔的模特兒穿的伸縮緊身褲，那麼也許可能。這種模特兒會在洗澡時哭泣，因為她的荷爾蒙分泌過剩，從每個孔隙漚出和滲出，而且由於特別劇烈的懷孕和分娩過程，她已經失去了在笑、咳嗽、打嗝和放屁時不弄濕自己的能力。我以為一切都會更容易，我以為照著規則走就沒事。我的意思是，這有什麼難的？我知道最基本的事情：生孩子，保障他的安全和溫暖，讓他吃得好，給他足夠的愛，做最好的榜樣，傾聽他，給他自信心和飛翔的自由，並永遠，永遠在他身下設一張安全網，以防止他墜落……

我沒有想過，他的翅膀會折斷，而讓他睜開眼睛卻是最困難的事情，更不用說讓他飛了。

我對我兒子曾有很多期待，但現在我可以由衷地說，我根本不在乎他的頭銜、職業、或在一張爛考卷上的分數。我所希望的只是，他能找到心靈的平靜。即使是「快樂」，我都不敢為他向上天要求太多。我從來沒預料過，我會每天晚上向老天祈求讓喬希活下來，以致幾乎無法入睡。常常在筋疲力竭的淚水中，人們告訴我要堅持下去，「事情會越來越好的」，好吧，我的孩子現在已經二十三歲了，我仍會持續樂觀盼望下去！

我經常講些幽默的玩笑話。

我常常那麼做：嘲笑或淡化那些割裂我靈魂的事。不然還有什麼選擇呢？

Chapter

2

喬希

我是憂鬱男孩

「每個人都有自己祕密的悲傷，這些悲傷世人不知；
很多時候，我們說一個人冷漠，其實他只是悲傷。」

亨利．瓦茲華斯．朗費羅（Henry Wadsworth Longfellow）

我的名字是喬希亞。你可以叫我喬希，我今年二十三歲。我是那個，可能有時候希望自己不存在的男孩。

告訴你——不管是誰碰巧在讀這本書——我內心深處的想法是很奇怪的，有很長很長的時間，我一直用最大的努力，不讓別人知道我的想法。

這感覺像不得了的事。

這的確是很不得了。

我很緊張，但我知道如果我不談論它，我就會變成問題的一部分。祕密、污名、禁忌、羞恥和評判，對這種可怕的疾病助紂為虐，而我們實際上需要的，是揭露這個問題到底有多普遍，並向還在受苦的人證實他們並不孤單。

我希望有一天，人們能夠在街上或在飲水機旁聊天時說：「我很憂鬱。我有憂鬱症。」就像談論感冒或流感一樣，並提醒人們，與流感不同的是，你不可能感染憂鬱症。

我希望我的故事在某種程度上能對此有所幫助。

我發現令人驚訝的是——或說有趣比較正確——我對存在在這個星球上的看法

似乎和我遇到的所有人都不一樣。對我來說，這是很自然的，我從來沒有細思過這件事情，直到我不得不認真看待，直到它變成不僅僅是一種觀點，而是一種心態。一種破壞性的心理狀態。

我不會因為任何人的不同觀點而批判他們，我也不希望人們來批判我。我只是無法想像自己是其他人，或過著其他人的生活——當我遇到那些熱情洋溢、充滿陽光、有信仰的人，或者是充滿希望和樂觀，相信一切最後都會好起來的人也一樣，他們對我來說都是個謎。

但我並不消沉，只是喜歡思考。我不是內向，而是比較謹慎。

當其他人對單純的「存在」展現如此的喜悅時，我盯著他們，想知道是否只有我覺得活著的整個過程令人如此疲憊，我質疑他們如何能避免或否認一個事實：我們沒有人能夠活著離開這裡。

要澄清的是，我不是一個悲傷的人，我很少流淚，我有時認為如果能流個眼淚可能比較好，因為那會是種釋放。請不要誤解我——我不是每天都帶著悲傷的重擔醒來。最近一段時間，我還經常感到喜悅，很多的喜悅，然而，如果喜悅是我生命花園裡的草，那麼你不必挖得很深就會發現，它長在徹底絕望的堅硬岩石上頭。

用這種方式活著是一件很恐怖的事，就像把你的家蓋在斷層線上，在某個不確定的時間，可能在你最沒想到的時候，你和構成你世界的每件事物，你所珍視的一切，都會坍塌進一個張開口的空洞。因此，無論事情看起來有多好，即使在最光明的日子，這種邪惡不堪的可能性也會從你的腦海中浮現。是的：一個絕望的岩石。正是這種絕望纏繞著我，威脅要把我吞沒。而我險些屈服於這份絕望。

憂鬱症悄悄地逼近了我，把我的自我搶走了，當我完全意識到發生了什麼時，已經太晚了，我已經被它掌控了。

它的控制力很強，把我牢牢抓住，讓我既瞎又啞。我想這就是所謂的地獄吧，如果我相信那類的事的話。

在一段很長的時間裡，我只能透過精神疾病的迷霧來看我的人生。事實上，我只想要這種沒完沒了的虛空的痛苦能夠結束。

這很有趣，不是嗎？罹患憂鬱症是非常普遍的，我們每天都聽到這種說法，從卡車司機到電影明星，從堆貨工人到廚師——沒有人能夠免疫；而它最骯髒的伎倆就是，它讓你覺得你是唯一一個遭受這種痛苦的人，而且不但你是唯一的一個，你還被這種緊緊抓住你的狀況消音，難以告訴任何人你的感受——即便你可以充分地描述它。

至少對我來說是這種感覺。

對於像我這樣的人來說，憂鬱症是如此孤立人、折磨人而且極度不公平，它葬送了我們生命中最美好的時光，也剝奪了其他人無數的機會，將他們囚禁起來。我很感謝現在人們更願意討論憂鬱症的話題，我們更懂得如何討論心理健康問題（編按：根據台灣憂鬱症防治協會，「心理健康」與「精神健康」，皆可翻為mental health，二詞於本書中相互替換使用）。最近的一些大型活動正在產生影響，特別是「反對悲慘生活運動」（CALM，Campaign Against Living Miserably），他們的「一對一成長」（Grow a Pair）宣導活動明白地表示，如果你的朋友在掙扎，就開始傾聽他。「有時你能為某個人做的最勇敢的事情，就是把其他一切放在一邊，甚至是你的判斷——只要聆聽。」[1]

還有ITV的心理健康運動，它提倡英國需要「交談」，以使家庭關係更緊密。它指出一項令人不安的事實：「自二〇〇四年以來，兒童的焦慮和憂鬱症已經上升了百分之四十八。但是談話和聆聽可以加強心理健康，因此我們鼓勵你在家裡盡情聆聽你的孩子。」「英國開始交談」（Britain Get Talking）是由「年輕心靈」（YoungMinds）和「心靈」（Mind）[2]（譯按：兩者皆為關懷年輕人心理健康的慈善團體）所發起的。

「心靈」這個慈善團體宣導更好的心理健康活動，他們是「改變的時刻」（Time To Change）的合作夥伴，要求我們所有人「重新思考精神疾病（Rethink Mental Illness）」，這是英格蘭最有野心的運動，目的是終結有心理健康問題的人所面臨的羞辱和歧視。[3]

最後是「美國心理健康」（Mental Health America）組織的「心理健康月」（Mental Health Month），這個活動已經持續七十多年了。他們的觀點：「我們大部分工作的指導原則是『第四期之前』（Before Stage 4）的理念——心理健康狀況應該在達到疾病過程最危急點之前就得到治療。當我們想到癌症或心臟病這樣的疾病時，我們不會等上幾年才去治療它，而是在第四期之前就開始治療——從預防開始，識別症狀，並且制定行動方案來扭轉並希望能阻止疾病的惡化。那麼，為什麼不對那些面對潛在的嚴重精神疾病的人做同樣的事呢？」[4]

這些只是幾個正在帶來改變的運動，但是要憂鬱症和自殺的相關故事能夠沒有偏見、不帶尷尬、不加評判地被接受，仍然有很長的一段路要走。身為一個曾經遭受痛苦的人，也身為一個評斷過他人的人。我認為人們仍在學習適應這個新的世界，而在這個世界裡，自殺率正在上升，而且仍然是英國四十五歲以下男性的頭號殺手。[5]

我還在學習，也知道透過與你交談，我會學到很多。你，是我將我的想法信賴交託的陌生人。近年我學到最寶貴的一課是：最微小的事情都可能帶來很多的希望，而那一刻，感覺很像是幸福。在憂鬱症的控制之下，時間沒有任何意義，任何紓解的時刻，任何一秒鐘讓你有希望重新設定、改變你的故事的機會，都會比你想像的更有意義，甚至能夠決定你下一秒是否離開這世界，或是繼續留下來。我還學到，我比我想像的更堅強。有時候我感覺我已經走到絕路了，但其實不然——我還在這裡就是證明。

我還在這裡。

我也學到，人可以隨時改變——在你生命的某個階段發生的事情不必也不應該定義你之後的人生，至少這是我的希望。意識到我還有很多人生要過，是一種很好的解脫。而且我想最重要的是，我現在知道我並不孤單。我能夠清楚明白這一點，是因為當時在我身邊的人，現在仍然在我身邊。回顧過去，我現在可以明白，「孤立感」是憂鬱症最可怕的伎倆，是構成憂鬱症最主要的成因。

我還學會了不要看得太遠，不要去思考未知的、還有很多變因的事物。去過度思考它，對於憂鬱症患者來說就，是一件可怕又危險的事情。

於是我們到了這裡。

我沒有放棄，沒有把自己刪除，但我曾經只差一步了。

我知道站在深淵的邊緣是什麼感覺。我一心想要終結永恆的虛無，以至於對其他事情都不屑一顧。我知道站在那個地方，感覺到憂鬱症的黑手輕輕地推著你的背——鼓勵你去做——的感覺是什麼。

而諷刺的是，我知道在那一刻，我只想逃離這一切，只想獲得平安，而那一刻卻是在我漫長患病人生後，初次感受到「幸福滋味」的時刻。

我記得第一次說出這個感受的時候，媽媽臉上的驚恐之情溢於言表。我看到她的恐懼，試著解釋說這不是她的故事。

不是她的戰鬥。

是我的。

Chapter

3

艾曼達
快樂是目標

「母親是我們最忠實的朋友，當考驗沉重而突然地落在我們身上；
當逆境取代了繁榮；當那些與我們一起在陽光下歡呼雀躍的朋友，
在我們陷入麻煩的時候拋棄我們，她仍會緊守著我們，
努力以慈愛的告誡和勸慰驅散黑暗的烏雲，
使平安回到我們的心中。」

華盛頓．歐文（Washington Irving）

我從來不是那種夢想要當媽媽的小女孩，沒有真的玩過洋娃娃。我根本不需要它們。小時候，我們住在擁擠的小房子裡，而根據我媽媽的敘述，當時我的小弟們會在半夜醒來，要吃東西或換衣服，而我那時就會跳下床，穿著我的瓢蟲布里尼龍睡衣，光著腳走到我父母的房間，疲倦地嘆口氣——然後我會坐下來抱著弟弟，並在媽媽餵他的時候和她聊天，彷彿這也是我的一部分責任。然後，媽媽會送我們所有人重新回去睡覺。

我曾經抱著八個月大的弟弟出現在他們的床腳，大聲宣佈：「他需要換尿布。他真是個要命的惡夢！」

當時我才三歲。

你能想像嗎？

一個三歲的孩子在半夜裡抱著一個嬰兒到處跑！那當然是育兒正確知識尚未普及的年代，世界上還有人把安撫奶嘴泡在威士忌中，好讓長牙中的嬰兒情緒得到舒緩，或在奶瓶中加入「嬰兒米」以確保寶寶吃飽，還有媽媽們之間謠傳務必要讓寶寶趴著睡覺等。那時，只要遇到長途旅行，我和我三個兄弟，會輪流躺在爸爸寬敞的福特汽車的後置物板上。而誰能坐在我母親的腿上撒嬌，則得按照輪值表。我們確實是七〇年代的孩子，我們當中任何一個能活下來都是奇蹟。

我記得很小的時候，坐在教室裡，老師輪流問我們長大後想做什麼，有人想當演員，有人想當足球運動員，到了我這裡，我很簡單地回答我想寫書——在我那一所破舊的公立學校，這是一個崇高的志向，在那裡，翹課和冷漠的人很多，而教職員和學生們的志向都很低。我還記得我的老師對我投來嘲笑的目光——她很尖銳，帶著刺，甚至她的微笑也只是把薄薄的嘴唇壓在她小小的黃板牙上——似乎在說，你？寫書？哈！

我還記得，有一個女孩宣佈她長大後想當媽媽時，笑聲在教室裡盪開；我可以看見她驚訝的表情，彷彿在說，難道不是**每個人**都想當媽媽嗎？

從大家的反應看來：顯然不是！

我的媽媽，她和當年其他人一樣，噗通噗通噗通，輕輕鬆鬆在短短幾年內生出三個五歲以下的孩子。三個五歲以下的孩子？我的爸媽在想什麼？我們的房子沒有中央暖氣，他們怎麼有自信把孩子好好帶大，在冷天中不被凍死？

儘管充斥著噪音和混亂，但這是我們所有人最美好的時光。最好的時光，也是最神奇的時光。我的父親，才剛剛脫離青春期就扛下一家之主的重擔，卻一點也不覺得這事情艱鉅，或者不堪負荷。他勤奮、無私地工作，白天努力在公司工作往上爬，晚上參與蓬勃發展的公路建設，剷平柏油路面，週末則在車道上修理他的福特 Corsair 車子。他盡全力讓他的家人安穩生活。我的母親，和父親一樣年輕，她把我們在羅姆福德區科利爾街的三房一廳的小房子變成一個真正的避風港。地板上滿是玩具，孩子們常常用床單和餐桌搭出一個帳篷，在桌底下吃飯；雙缸洗衣機在狹小的廚房裡搖搖晃晃，她心愛的摩城唱片是這片混亂景象的背景音樂。她穿著高腰牛仔喇叭褲在家裡跳舞，一頭烏黑亮麗的長髮披在肩上，兩根手指夾著香煙舉在半空中，跟著至上女聲（Supremes）團體一起唱《沉思》（Reflections）。我們被愛著，被珍惜著，我知道我對媽媽和爸爸的感覺是美好的，但是我想要一些不同的東西。我從小就是個書呆子，對男孩子絲毫不感興趣，我討厭男孩子，更討厭嬰兒！

由於我的骨盆有先天性缺陷，我在年輕的時候經過十幾次艱辛的手術，這也代表我生孩子的機會很渺茫。然而在我們家，我的身體畸形並不是一個特別被關注的話題。我們家錢少，空間更少，我的爸媽因為教養孩子和工作，每天晚上累到不行才上床睡覺，沒有餘力管我的身體。我以我的父母親為榜樣，帶著我那不可靠的骨盆，搖搖晃晃跨步向前，繼續我的生活。我在「你的正常就是你的正常」這句話底下長大成人，這個道理今天對我來說仍然適用。

我還記得，在我十幾歲的時候，我越來越擔心自己是否能夠「正常」走路，一心只想擺脫那笨拙異常的步態。一位物理治療師在我聽得見的距離內對我母親說：「天哪，她走起路來像隻懷孕的鴨子！」我嚇呆了，我不太記得我媽媽的回答。我希望手術可以幫助我擺脫搖晃的步伐。我記得諮詢師尷尬地清著喉嚨說，我有很高的可能性無法懷孕足月。但這件事在當時並沒有讓我感到不安。我記得我看著那位諮詢師，他有點不耐煩的樣子，而我對於當媽媽這件事情感覺非常陌生遙遠，以至於我覺得根本沒必要去多想這個問題。比起我可能永遠不會有孩子這個事實，我更感興趣的是如何把我媽媽那本《蕾絲》雜誌偷過來，躲在被窩裡用手電筒偷偷讀。我覺得這整個話題屬於成人的世界，對我而言既遙遠又難以想像。

有趣的是，我是多麼珍惜這個人生，這美好的生活，所有的一切：每一口美食，每一回啜飲，每一個笑聲，每一次深呼吸，每一抹極致的香味，在海邊的每一刻，每一次仰望天空，每一次與那些我知道我終將失去的心愛的人的互動，每一條皺紋，每一份痛楚，每一個不成眠的夜晚；而我的願望，我最大的願望就是讓喬希明白這個人生有多麼的美好。但是我不能貪快……

糟糕的教育歷程打散了我大部分的雄心壯志，我畢業後沒有進入任何專業領域，就只是努力賺錢，從事各種沒有成就感、收入微薄的工作，以支付房租和桌上的食物。我在租來的房間裡貼了一張海報，是大衛．鮑伊（David Bowie）扮演的齊格（Ziggy），蓋住牆壁發黴的地方。上班前，我會塗上三層黏稠的草莓香味唇彩，以及我的職業笑容。一個星期七天內，我花很多時間躲避上司不安份的手，試圖用「開玩笑」的方式來應對討厭的暗示和性騷擾。我和大多數人一樣，在人生的天竺鼠輪上跑著，打卡，拿工資，付帳單，只是如此。在週末喝廉價的酒，在倫敦的俱樂部裡跳舞到凌晨。在那裡，我塗了唇彩的嘴唇只比被酒濺溼的舞池地板稍微黏稠一點。我和我媽一樣，也穿著喇叭褲，也是長髮披肩的造型，但沒有抽煙。然後我就坐夜車回家，夢想有一天，我可以去旅行，在不設鬧鐘的情況下睡到自然醒。

在我二十多歲時，不當媽媽的想法開始變得具體。我會是弟弟們未來的小孩在世界上最好的阿姨，但我應該不會有自己的孩子，我覺得這樣很好。西蒙、保羅、尼奇和我一直都很親近，我知道他們也會歡迎我成為他們孩子生活的一部分。我想我可以從我尚未出生的侄女和外甥得到滿足感，完成我為人父母的渴望。儘管，隨著時間過去，我對可能沒有孩子的狀態的接受性變成一種更接近於悲傷的東西，但我還是成功與之和解了。在我的成長背景下，從小就有這樣的想法：「沒有人能得到所有的禮物！」我認為嬰兒是一份禮物，儘管是一份非常大的禮物，但我也只能接受，這份禮物與我天生無緣。

我二十八歲的時候，剛結婚就懷孕了。不是你想像的那種奇蹟，懷孕不是問題，棘手的是如何保持懷孕。隨著每一刻過去，我難以置信地、小心翼翼地看著我的肚子越來越大——而我的不安感也隨之上升，心想這次懷孕會以流產結束。（這次懷孕之前和之後，我經歷多次流產。）但令我十分高興和驚喜的是，我懷這個孩子懷到了足月。

我並不是不喜歡懷孕，但我也不是一個喜歡抱著肚子、收集資訊的狂熱者：對自己的肥胖津津樂道，熱衷舉辦嬰兒派對。我處在中間位置：很高興懷孕，不可避免地有點害怕，為了付房租加倍努力工作，但也堅信一切船到橋頭自然直。畢竟，自人類誕生以來，全世界數百萬計的婦女都生過小孩，這有什麼難的？

這讓我發笑。

我當時太天真了。

那是個大雪紛飛的一月，喬希不顧一切地撞進我的世界，像一顆隕石，擊碎了我的情感障礙，並把我的人生規劃弄得支離破碎。坦白說，我很震驚！好吧，我知道我有九個月的時間來適應這個事實，但我尚未完全準備好在三季之後迎接一個孩子。當喬希正式誕生時，我仍是感到驚訝不已。

當我的小男孩爬進這個世界，這多少算是個奇蹟。我是在最直白的意義上使用「爬」這個字的。他是剖腹產出生的，幾乎是伸出手臂，抬起頭，加速自己離開我的身體，進入這個寬廣的世界。接生他的醫生把他抬起來，說：「我覺得他很著急，想要探索這個世界！」

我和整個醫療團隊都笑了起來。

我們欣慰地笑了，因為喬希已經安全出生了。我們為他古怪的行為而笑，而我笑是因為我欺騙了身體。我本來不應該成為一個母親，但他卻出現了，我的男孩：最大的禮物，而他是我的。我感到害怕；這個小小人是我的責任——我，那個被父母說不能養天竺鼠，因為我可能不會照顧它的女孩，現在，距離我請求養天竺鼠被拒絕已經過去二十年，我卻開始擔心他們可能是對的。由於信心不足，我不確定我是否真的知道如何照顧一隻天竺鼠，更不用說一個嬰兒了！我根本不知道我應該做什麼。但我想這是當你意識到自己已經擁有一直渴望的東西時，會有的恐懼。你擔心其實可能沒有勝任這件事的資格。

身為一個筋疲力竭、全身疼痛的新手媽媽，我的骨頭感覺有點太軟，皮膚有點拉到，胸部感覺被加了重量，可以說，我被整個分娩的經歷嚇得有點不知所措。當時，我還抓著短命婚姻的尾巴，那段婚姻正在快速往下墜，我只想要睡覺和洗個熱水澡而已。我抱著剛孵出來的喬希，試探性地問助產士：「你覺得他什麼時候會打瞌睡？」我知道他打瞌睡時，就是我睡覺的機會。我不可能讓他醒著卻自己睡覺，我不想錯過他對剛來到的這個星球的初次觀察，我想解答他的所有疑問。

「哦，現在隨時都有可能！」她笑著說。「他經歷了很多，今天是他的大日子。他一定會很累的。」

我放心了，靠著枕頭坐在吱嘎作響的床上，我的兒子裹著包巾，躺在我抬起的腿上，看著我，眨著眼睛。當然，他是我見過最漂亮的東西，一個令人好奇和驚奇的小傢伙，鼻子小小的像鈕扣一樣，和一雙藍色的大眼睛，圈在令人羨慕的睫毛裡。他的嘴是一把完美的丘比特的弓，他坐在那裡，小拳頭蜷縮在下巴下面，擺出小天使的姿勢。我被迷倒了，有點害怕，但更多的是喜悅。我毫不懷疑地知道，在我的生命中永遠不會有任何事能比得上注視這個全新的人類。

「生日快樂，小傢伙……」我柔聲地說。「我愛你，我很高興見到你。我是曼蒂，我是你的媽媽，這是你出生的第一天……你將會做很多很棒的事情……好多好棒的事情……」

我很快就和喬希聊完。過了六個小時之後，沒錯，六個小時後，他才決定打一個盹。

喬希從來就不曾做人們期待他做的事。

我想我當時就知道，這個孩子會開闢自己的路。老實說，他的個性讓我既興奮又害怕。

我看著他，祝福他擁有一切的美好：健康，幸福，以及，我必須承認，成功。我的生活很辛苦，我不希望他也經歷。對當時的我而言，成功的定義是有一個偉大的事業，一個幸福的家，和所有美好的事物來填滿其中。我祝福兒子能夠有好的物質享受。哦，我的願望這些年來改變了好多。

我們以我心愛的祖父名字給他取名為喬希亞，並暱稱他為喬希。

我提到的那段婚姻確實墜毀了，從殘骸中爬出來以後，我成了單親媽媽，當時喬希還是幼兒。我二十四小時不停歇地工作，有時兼做三、四份工，打掃辦公室和在餐廳當服務生。我以我的父母為榜樣，認為努力工作是實現任何目標的途徑，並決心成為最好的榜樣。我的前夫住得離我們非常遠，所以我的媽媽和爸爸出面幫忙照顧孩子。我每天都得離開喬希出門工作，這讓我內心充滿愧疚。我儘可能多與他共度有品質的時光。平日晚上、週末和任何假日都很珍貴，我們充分享受在一起的時間：在公園裡捉蟲，去冒險，野餐，在樹林裡奔跑，看電影。事實上，我們一直以來只看一部電影：《蟲蟲危機》。二十年過去，我仍然對整個劇本瞭若指掌！

我們過著平凡的小日子。

我們快樂地生活。

喬希還在蹣跚學步時，對這個世界充滿好奇，而我對太空旅行和昆蟲這類主題的知識，還不足以滿足他對專業知識的渴求。他有一種令人著迷又震驚的洞察力，他也是個好奇寶寶。令人難過的是，我為了讓我們倆能吃飽，每天工作量都很大。我設計了一個巧妙的遊戲，一個名為「分類衣夾」的工作，試圖讓他的大腦和手指每天保持忙碌，不會感覺太孤單。我買了各種顏色的衣夾，把它們和舊的霜淇淋桶一起扔在廚房地板上，然後我請喬希幫忙，問他能不能幫我把這些衣夾按照顏色分類？這個簡單的任務可以為我爭取到半個小時的時間，足以讓我看完一連串的電子郵件，或是洗碗、把廚房快速清理一遍。他會勤快地坐在那裡，將衣夾按顏色分組，而且總是很自豪地向我展示：衣夾都已經整齊地坐在冰淇淋桶裡。

「哇！喬希，非常感謝你，為我做了一份工作。」

他總是看起來很高興能幫上忙。我的許多朋友都認為這是很好的主意，也跟著我讓孩子完成「分類衣夾」的任務。

喬希很聰明，從很小的時候就能辯倒我。有一天我正在準備晚餐，他要求要吃餅乾。我告訴他不要，因為已經接近晚餐時間了，我不想讓他破壞胃口。他搖搖晃晃地走開，但一分鐘後又回來了。說：「你想吃餅乾嗎，媽媽？」

「不，喬希，我不想。」

我很疑惑，直到他說：「我喜歡你吃餅乾的樣子，因為你很會分享！」

我到現在還會笑呢。

他還很不善於撒謊。現在你可能認為這是一件好事——有多少次我們向孩子強調說實話的重要性？然而，有些時候，我真希望他沒有那麼誠實。我必須向住在樓上的老太太道歉，因為有一天我和喬希在垃圾箱旁遇到她，喬希對她如實地說：「媽媽說她想知道你的公寓長什麼樣子，你死了以後我們要在天花板上挖一個洞，在地板上放一個梯子，這樣我們就可以有樓上了，還要把你所有舊的東西都丟掉。」

「是嗎，曼蒂？」她帶著可以理解的驚恐回答。

「呃。」我深吸一口氣，學我兒子誠實的樣子說。「是的，但我原本的說法，沒有這麼冷酷……」

諷刺的是，隨著喬希的憂鬱症發作，他變得非常善於撒謊。

「你都還好嗎，喬希？」

「是的，一切都很好……」

作為一個孩子，他也非常保護我們這個二人組。有一次，我們在公園偶遇一位朋友的男友，他試圖和我們多聊點，並問喬希：「喬希，你週末喜歡做什麼？」

喬希看著他的眼睛說：「我喜歡和我媽媽在一起；只有我們兩個人在公園裡，或是看《蟲蟲危機》，沒有其他人和我們說話或打擾我們。」

那位友人看起來非常尷尬！我用有史以來最快的速度衝到停車場。

我來自倫敦東區的一個大家庭，家中是孩子當王，在我們家裡，會把所有的活動停止，讓孩子唱一首歌，背一首詩，或談談他們一天生活中的片段，隨後就是熱烈的掌聲。喬希也不例外，大家都很喜歡他，現在仍然是。我的祖父母是第一批在他出生當天趕到醫院的人，他們帶著一套小型的西漢姆足球裝備要送給「男孩」。我的父母從喬希出生那天就深深愛上他，直到今天。他亂塗的火柴人被裝裱起來；他的美勞作品貼滿廚房的櫃子，而他的趣事（除了他的外公外婆以外沒有人感興趣）則是電話線上任何一位打來的朋友、親戚，或運氣不好的銷售人員聽到耳朵長繭的故事。

我一直覺得成長在一個大家庭給了我很好的安全支持網。在喬希兩歲的時候，我們搬到離我父母更近的地方，他在那裡逐漸長大。他的詞彙量令人難以置信，還沒上學就能很自如地談論任何事情和事物，我對此感到非常自豪。這個孩子很聰明，甚至可以說有天賦，他的前途無量！我不諱言我常在夜裡，聽著他童稚的鼾聲，想像他可能擁有的所有美好的一切。我盡我所能努力工作，每天鼓勵他去實現任何能讓他快樂的事物。

他開始上幼稚園時，情況發生了變化。他第一次離開了家庭生活的安全網。他似乎是那種不大適合上學的孩子。我很早就注意到他的語言敏銳度和寫作能力之間的落差。有次我結束了一整天的工作回到家時，問他今天做了什麼。他精力充沛、興奮地告訴我：「媽媽！我們去搭船，我幫他們把大三角帆升起來，我們加速到非常快，超過其他三個船隊，我還得到一個獎牌！」

聽起來太棒了。第二天，他帶回了他的「新聞」書，其中有一幅巨大的、粗略繪製的海上的帆，還有兩個字，每個字母都寫得有幾英吋高，佔滿整個頁面：「我船（Ma bo）」。我問喬希這是什麼意思，他說：「它是說『我在船上。』那是我的新聞！」他看起來很生氣又沮喪，幾乎要哭了。我了解到，喬希可以想像腦子裡有所有的想法和畫面，卻無法把它們寫下來。

閱讀和寫作，對喬希來說非常困難。這對我而言難以理解，因為從我有記憶以來，書一直是我逃避現實的地方、我的朋友和老師。我拿到第一張裝在小綠色紙板夾裡的圖書館門票的那一天，是我人生中數一數二的美好日子。那一張圖書館門票和接觸到所有印刷品的機會，改變了我的人生。但我一直告訴自己，喬希還很小，我最不該做的就是給我兒子帶來任何不必要的壓力，我知道每個人的發展速度不同，也許他只是還沒有找到自己的步調。喬希沒有不愛讀書。我在睡前總是會依偎在他身邊，一起閱讀雷蒙尼．史尼奇（Lemony Snicket）的《波特萊爾的冒險》（*A Series of Unfortunate Events*）。這套書是我珍貴的財產，每一頁都充滿深刻的回憶。我只要打開某一頁，就能感覺他的小身體緊貼著我，認真地陪著我讀，聽著我唸。

當時很不幸的是，喬希的老師認為對他最好的教育方式，是讓他背對著全班其他同學坐著，以幫助他「集中注意」，並「阻止他問那麼多問題」。我對老師的做法感到震驚，但在當時，基於我對教育系統的無知，我覺得我必須相信她。她很受敬重，我聽許多家長稱讚她的專業。她是專家，或者我這麼以為。

我多希望當時我能聽從本能的聲音，它告訴我，孤立一個可能正遭遇困難的孩子是最糟糕的做法。我和我父母急著想知道該如何幫助喬希，當時我們認為獲得確切的診斷應該是必要措施，因為我們想搞清楚如何對他進行適性教育。之後，他被輪流帶到幾位專家面前，也被貼上許多標籤：閱讀障礙、智力障礙。我上網看遍各種定義、概念和建議，只覺得越來越困惑。喬希的一系列行為似乎涵蓋許多不同的狀況。我想他可能是自閉症，但這一點已經被專家排除，其中有一位專家告訴我：「不，喬希不是自閉症。他只是有一點複雜……」這個我知道。

我相信喬希後來心理健康走下坡，和他小時候在課堂中面臨的遭遇，有很大的關連，而且，可悲的是，這並不罕見。《獨立報》（*Independent*）最近分享的一份國家健康醫療服務系統（NHS）的報告中指出：「在一個三十人的班級裡，就有四個孩子可能有情緒障礙，如憂鬱症、焦慮症、行為異常或多動症等影響他們健康的疾病。」[6]

這不僅僅是英國的問題；在美國，據報導「超過三十分之一的美國兒童和青少年患有焦慮症或憂鬱症」。[7]

這些數據既可怕又令人警醒，我不禁將目光投向數字以外，想像那些和我的孩子一樣的天使臉龐，他們正遭受著和他一樣的痛苦。

喬希發現交朋友很難，他喜歡一兩個人的陪伴，勝於一大群人。我認為他對於噪音環境下的複雜互動有點吃不消。這有什麼奇怪，因為他無法和他的同年齡的人坐在一起，甚至無法面對他們。他的孤獨感蔓延到運動和遊戲時間；我親眼看到班上同學成立的友誼小團體中沒有喬希，以及喬希被其他孩子避開的窘況。這讓我心如刀割，即使現在想起來也非常痛苦。喬希當時和現在一樣，是一個可愛、善良的男孩，有強烈的正義感，受到同齡人的虐待是他很難理解的事。有人無意中聽到一個男孩對喬希說了一些非常可怕的話。校長開始介入，把兩個男孩叫到她面前。她告訴我，她問喬希是否希望那個男孩倒大楣，他搖搖頭說：「不，我只想要停止，我希望每個人都能夠善良。」她告訴我，闖禍者只是很高興沒有受到處罰，絲毫沒有道歉的意思。她還說了一些話，我到現在還記得。「今天我可以看到這兩個男孩將成為什麼樣的人，喬希將會是地球上可愛的公民，心地仁慈。你應該感到非常自豪……」

她是對的。只是，她的認可並不能保證喬希的學校生活會很愉快。我一生中最大的遺憾，就是我把他留在一所讓他被貼上明確標籤的學校，他在三歲的時候就被同齡人用異樣的眼光看待。

三歲……真的還是一個小嬰孩。

我現在認為，喬希在學校的那幾年（他十八歲時離開那所學校），這些標籤對他造成了極大的傷害，完全否定了他。身為母親我失職了，我沒有更果斷地採取行動，我沒有勇氣堅持讓他轉學到我們參觀過的其他學校。相反地，我把決定權留給他。我應該掌握主控權，堅持到底。我曾經以為，在他生活的其他方面無法控制的狀況下，這份自主權是很重要的，但現在我明白，我辜負了他。我還記得有一天，有位教育專家讓我坐下來，告訴我喬希可能永遠無法寫出他自己的名字。這回想起來真的很難過，我為那次會議請了一上午的假，我對工作能否保住已經很焦慮了，帶著糾結的想法哭著走回家：我現在到底該怎麼辦？我該去哪裡尋求幫助？對於喬希這樣的男孩，不會寫自己的名字，他的生活會變成什麼樣子呢？

教育專家描繪的畫面，和我為我兒子設想的生活天差地別。從那天起，我對喬希的期待和想望發生了變化。我放下他是地球上最好的律師／醫生／詩人／藝術家的念頭——我下決心要努力確保他以後必須填寫表格或在什麼東西上簽名的時候，就能夠寫，而不會因為不知道怎麼寫而尷尬到令人絕望。

事實是，喬希長大之後，證明那位專家錯了。事實上，他證明了我們全都錯了。感謝神，他甚至寫了半本書！憑著驚人的記憶力、明確的觀點，他有效率地將他的閱讀障礙掩蓋在亮眼的成績單之下。喬希有著求學不倦的頭腦，無止盡的好奇心和敏銳的幽默感。

喬希靠著自己的努力神奇克服了閱讀障礙，這一切就像是一個難解的謎。接著，一位好老師——不，是一位偉大的老師，事實上是一位天使，我們且稱她為P博士——在喬希十一歲的時候告訴他，他有生物科學的天賦。她告訴他，如果他願意，他可以研究到最高層級。

她以一種我從未見過的方式點燃喬希的動力。他很喜歡科學領域，感到躍躍欲試。他向我說明，每一堂課他都覺得，好像他已經認識這門學科，他就是懂！接下來的幾年裡，他不斷鑽研生物學和相關主題的紀錄片、書籍，以及任何他能想到的資料。我記得在他八歲的時候，他要求買一本《格雷氏解剖學》（*Gray's Anatomy*），把它背得滾瓜爛熟。他還那麼小，就可以自信地討論人體，關於它如何運作，以及為什麼會出錯。P博士告訴我們，喬希總是問一些遠遠超出課程範圍的問題，其中有些問題達到學位水準，顯示他的洞察力和對該學科的天賦異稟。當然後來，很諷刺的是，雖然他對身體的內部和外部瞭若指掌，但要掌握自己大腦的精神運作，對他來說卻困難得多。

P博士給了喬希一個理由，讓他第一次能抬頭挺胸走路。她是一位很棒、很棒的老師，她讓他相信自己能夠有所成就。我每次一想到她，就會感動得想落淚。喬希所喝的這一小杯自信心，具有神奇的力量，他開始有動力與人交談；他笑得更久，走得更昂然，帶著一種新的積極能量，具有感染力又令人興奮。她第一次讓他在學校裡提升自尊心——最重要的是，她給了他希望。我將永遠感激她，我希望她知道她為我們的人生帶來多大的改變。

儘管喬希在家裡或和我在一起時很有幽默感，也熱衷表達自己的觀點，但他不是一個快樂的孩子，不是喜劇之王，也不是開心果——恰恰相反。他還很小的時候，就開始每天抱怨自己的鼠蹊部／膝蓋／手腕／手肘／脖子的疼痛。剛開始，由於對這麼多不同身體部位的抱怨，我懷疑這些抗議可能是詭計，但隨著他長大，任何看到他的人都會發現情況並非如此。他僵硬的動作和痛苦的表情讓我想起自己的童年，那時我正在為骨盆不穩的問題（被含糊地認定為「先天性缺陷」）進行手術和治療。我會掙扎著起床，感覺關節像著了火一樣，或是痛得發顫。喬希也是，早上的情況特別糟，我看到他很緩慢地走路，雙腿僵硬，穿著校服像個老人一樣皺著眉頭走下樓。他說很難參加體育活動，因為即使是做最輕微的活動，他的關節也會疼痛。我會給他洗熱水澡、冰敷、幾顆布洛芬（譯按：鎮痛消腫藥），讓他在沙發上休息。我不知道還能做什麼，他的症狀是如此模糊和多變。

「哪裡痛，喬希？」

「全部都痛。」

「但什麼最痛？」

「我的全部。」

我帶他去看家庭醫生，他看來和我一樣對這麼多種疼痛感到困惑，說這很可能是生長痛，我於是得到一些小小的安慰，至少這會過去，不管它是什麼。而這一切都發生得太快，感覺像又有一塊巨石阻擋了他的發展。

我回顧喬希的幼年時期，記得他看起來總是有些悲傷，他從幼稚園就開始如此：有點拘謹、有點缺乏自信、彎腰駝背、不願意嘗試新事物或參與其中。我從小就是對任何事都會舉手參加的孩子，從即興唱歌到拿點名簿去辦公室——我都會從座位上跳起來，用手指向天花板說：「我！我！選我吧！」喬希則完全相反。我注意到他的焦慮在某些情況下會增加，比如不得不使用電梯或與陌生人互動。

「去便利商店買杯飲料。」

「我不想去。你能去嗎，媽媽？」

「把錢給巴士司機。」

「我不能。我就是不能。你去吧。」

「有人邀請你去參加一個生日聚會。」

「我不一定要去，對嗎？」

我現在明白這些特徵是焦慮，但在那時我認為這只是一點點害羞，他很可能會克服。但狀況越來越嚴重，喬希開始連出門都不願意。在我漫長的工作時間裡，我試著把他從這種看似憂鬱的狀態中轉移出來，想想什麼能讓他感覺好一點，哪怕只是一下子。我提出各種可能的建議：我們要不要邀請朋友來喝茶？開個派對怎麼樣？玩個遊戲？我們去散步吧！去動物園！看電影！野餐！要不要讀一本書？去海邊走走怎麼樣？要不要去看看外公和外婆？我們可以去逛一下玩具反斗城？

天啊，玩具反斗城——即使寫下這個名字也會讓我冒冷汗。我已經記不清有多少次，我浪費多少個小時，在這個巨大洞穴似的商店裡走來走去，為他拿一些他並不真正想要、我也買不起的塑膠垃圾，只是想買給他一個快樂的片刻，一點娛樂。但那就是我的生活。我活在那一秒鐘裡，繞著圈子跳舞，試著讓一切變得好一些。可笑的是，回頭來看，我不僅不知道如何讓事情變得更好，我甚至不知道我想解決什麼問題。我是一個忙碌的、筋疲力竭的傻瓜，被情緒和根深蒂固的欲望驅使，想把一切變得更好，只是不知道該怎麼做。

現在回頭看，我可以看到我當時和最近幾年的行為之間的平行關係。我認為從喬希出生的那一天起，我就一直試著幫助他找到幸福。我把我的行為比作冰壺運動中的清掃者，努力清除所有一切的障礙，以確保平穩的滑行路徑，我相信這是正確的行動方針。我現在嘲笑我的天真，我曾經相信這是可能的，卻沒有好好理解他的精神狀態不可能透過美好的一天、一頓豐盛的晚餐或去看一次電影就治癒。

我並非認為我的行為完全徒勞；我可以回想起我取得一些小成功的那幾次，我的善意和愛得到了幾次回饋，就像因為背部疼痛洗個熱水澡一樣，只有短暫的享受，對於長期的治療來說完全沒有意義，但還是很愉快。這些小小的善意行為，就像句號一樣，是形成結構的必要條件，暫停一下，改變語氣或方向。但我現在也知道，它們不會也不可能改變這個事實：對我兒子來說，在他生命的大部分時間裡，不快樂是預設狀態。我一直在等待喬希展現真正的快樂！我告訴自己這將會發生在他過完某個學年時……當我們去渡假時……當他會騎自行車的時候……等他長到十歲的時候……等他十三歲的時候……十六歲……十八歲……通過考試……進入球隊……上大學……我至今仍會這樣想。

我看著他班上的其他男孩在操場上跑來跑去，他們是一群小夥伴，一個社團，一個幫派，而我希望喬希知道密碼，知道如何進入，但他不知道，我也不能幫助他。難得在工作允許的日子裡，我可以去學校接他，我很討厭聽到其他家長和照顧者之間的閒聊，他們似乎跟彼此非常熟悉，他們的孩子經常在一起玩，加強了彼此的關係。

「這週的足球很有趣！」

「真的。輪到誰去接孩子下游泳課了？」

「我。我們下週一起野餐嗎？」

我知道我所感受到的疏遠和尷尬只是喬希每天感受的縮影。我再次為他心碎。

這些遭遇形成一堵內疚的牆，使我每次離開我們的小公寓去上班時，都不得不跨過去。我開始質疑：如果我不工作，喬希的生活會不會更快樂、更輕鬆？但我的生活怎麼辦，我們的生活該怎麼辦？我仍然想成為他最好的榜樣。

我在喬希的行為中看到許多警訊，但我真的不知道該和誰討論這個問題，或如何給他更好的幫助。我確實和我的弟弟們談過，他們一再告訴我，喬希是個優秀的孩子，他會好起來的。我的阿姨說，如果你超級聰明或有一點與眾不同時，生活當然不會很容易。還有我的祖父母，他們完全摒除我的擔憂，告訴我不要擔心。我也向我的家庭醫生透露我的擔憂，說我有點擔心喬希。

「我對如此長時間工作感到內疚，但我沒有選擇。我們只能勉強度日，但是我的兒子每一天全身都在發痛。還有，他看起來很拘謹、笨拙和不安……」我吞了吞口水。

他說：「啊，不可能每個人都一樣的。」他的回答很虛偽、無力。有部分的我希望我們都是一樣的——我怎麼會不願意看到喬希和大家融成一片，一起踢球，歡笑……

我父母的愛和支持一直是無條件的，自然，他們也是我最容易傾訴的人。但當然，他們只能透過他們對喬希虔誠的愛這層薄紗看任何問題。

「他是個好孩子。他會好起來的。你不要把你的焦慮傳給他。他會好起來的，曼蒂，你會看到的……」

我知道這有部分是正確的。我不想把我任何的焦慮傳給他，我想如果他知道我擔心，可能只會增加他的憂慮，或是最壞的情況，可能還會正當化他的焦慮。因此，我努力地告訴喬希和我自己，一切都會好的，我是如此迫切地想要相信。他還是個小孩，我緊抓著這個堅定的信念，認為最後一定會好起來的，我們會一起戰鬥到底，無論如何。

Chapter

4

喬希

是啊，喬希，
你到底有什麼問題？

「如果一個人沒有跟上同伴的步伐，
也許是因為他聽到了不同的鼓聲。
讓他跟著所聽到的音樂前進，
不管是什麼節奏，或多麼遙遠。」

亨利・大衛・梭羅（Henry David Thoreau）

我猜想，和大多數人一樣，我對嬰兒時期的記憶是不完全的。

我知道在我的嬰兒時期，我住在倫敦市附近，但我只記得住在布里斯托，我們在我兩歲前搬到那裡。我一直很喜歡這座城市。我的故鄉。

我不確定這是否是我最早的記憶，還是我聽到的一個故事，連同照片作為證據一起交織在我的記憶中，但是我會看到自己沿著布里斯托的克利夫頓的一條街走，戴著韁繩——那些小嬰兒的牽繩，看起來滿有愛心，但同時也有點殘忍。我知道我當時一定很年輕，因為我記得我離地面非常近，不到幾英呎，身為一個成年人很難想像。

我不知道我們要去哪裡，我不知道韁繩的另一端是誰，但我清楚地記得那種想跑又被拉住的感覺，反抗著繩索，感到沮喪，不知道這種狀態可能是為了保護我的安全。

這種感覺在我一生中已經變得很熟悉了。

這種挫折感——感覺想跑卻又被束縛住——事實上一直是常態。隨著年齡的增長，這種情況有所緩解，但即使是現在，如果我被迫坐在狹窄或擁擠的空間裡，或者當無聊的感覺悄然而至時，想要逃跑的欲望也會變得強烈。這種情況在學校時尤其嚴重。那是一個不適合我的環境，我會像囚犯一樣凝視著窗戶，渴望外面的世界，在心裡倒數計時。媽媽常說我的褲子裡有螞蟻，但如果這是真的，我的腦子裡也有螞蟻，竄來竄去，使我幾乎無法集中注意。

我聽媽媽精力充沛、充滿喜悅地說，她有多麼高興生下我。我幾乎不敢告訴她，我經常想到出生前的那段時間，那種虛無，以及我多受到那種完美的無意識狀態吸引；以及在過去的幾年裡，我一直想回到那種狀態。

她說她非常高興當了媽媽，和我在一起有多麼快樂，而這又是一個殘酷的事實，她所說的幸福狀態在我的人生中一直難以實現。我曾經認為我沒有感覺幸福的能力，甚至懷疑別人能夠輕易描述的幸福現象根本不存在。現在呢？我不太確定。我看到它的影子，感覺到它的雛形。這給了我希望。

在我小的時候，我對同齡人著迷的那些芝麻小事感到疑惑。我總是看著那些手牽手在操場上跑的孩子們，不解他們為什麼不明白人生這件事有多麼嚴肅！我大部分時間都在仰望，思考我們為什麼會在這裡，以及怎麼來的。我想，我不可能是唯一有這種感覺的人吧？

那些讓我的同齡人著迷的東西，對我來說有點無意義。我無法理解他們對足球的熱情，因為宇宙有那麼多的奧祕需要弄清楚，他們為什麼那麼熱衷於追著一個小白球跑來跑去。他們說我們圍繞太陽旋轉是什麼意思？風是如何產生的？誰制定了所有的規則，如果他們是錯的呢？

我記得我盯著一個叫我們重複唸母音的老師，越過她的肩膀看一張行星的海報，心想，算了吧！告訴我們太陽系的情況吧！行星是由什麼組成的？它們怎麼到那裡的？圍繞土星的那些環是什麼？還有，火星上有生命嗎？

很難承認，在幼稚園和小學的時候，我感覺自己說著跟別人不同的語言，來自異國他鄉，無論我多麼想加入，成為團體的其中一員，我都不知道該怎麼做。我嘗試過，但是沒什麼結果，過了某一刻我就不再嘗試。我的自我放逐符合議程，我想。人們讓我自己決定，那可能是一種解脫，但這種解脫並沒有遏止我的孤獨感。

小學很辛苦，很恐怖，令人招架不住，可以說，我幾乎恨透了所有的一切，很難回想起什麼好日子。我常常不情願地從車子裡爬出來，希望自己不必上學。我想待在車裡，或跟媽媽一起去上班，任何其他的事情都可以，就是不要走進那個教室待一整天，因為那像是一種懲罰。我記得有一天，一位老師在我掙扎著按照她的要求去做的時候，她發脾氣了，她把臉靠得離我太近，而她尖叫時我必須屏住呼吸：「為什麼你不能寫你的名字？為什麼你不能？其他人都可以！」

我的心跳得好快。我感到噁心、難堪和愚蠢，真的很愚蠢。即使在近二十年後的今天，我也能清楚回憶這種感覺。它傷害了我。我記得我環顧教室，看著那些長得像我但又不像我的孩子，我想，是啊，為什麼你做不到，喬希？你有什麼毛病？

她的憤怒和挫折感很清楚又公開地表達出來，這既嚇人又讓我覺得羞愧。我永遠都不會忘記，她的音調，她的表情。我只能假設，她覺得我缺乏能力，也某種程度代表她教學能力不足，所以她才這麼激動。但這是可怕的、虐待性的，而且，我現在明白了，那完全是錯誤的。作為一個成年人，我無法想像那樣對待一個孩子：事實上，我也無法想像那樣對待一個成年人。

我生命中僅有的小小快樂火花，來自與我外公（一位工程師）的互動，和幫助他在車間裡建造或修理東西，或一起生營火後坐在營火邊，跟我的曾叔父皮特交談，他是一位環境科學家，他教我瞭解海洋溫度的重要性。這些務實、聰明的成年人引起了我的興趣，我想知道更多他們知道的東西。

週一早晨總是充滿恐懼的，這種恐懼籠罩著我的週末，讓每一項活動行程都蒙上陰影。回到學校的概念像節拍器一樣在我腦中啪啪作響，隨著週日晚上的臨近，速度越來越快。

我記得我大約七歲的時候，媽媽買了一個 iPod 給我，告訴我它能幫助我逃避，音樂可以隨時帶我去我想去的地方。那個小而薄的長方形裝置確實是進入另一個世界的入口，而至今音樂仍然是我經常進入的世界，雖然在那時，我聽的是街頭霸王（Gorillaz）和年輕歲月（Green Day），現在更多聽一些其他的，像是 Mall Grab 或丹尼斯．蘇爾塔（Denis Sulta），而且音量調大很多很多。音樂是我的逃避，激發我的想像力，沒有其他媒介可以比擬。

最近我又試著向媽媽解釋我有多渴望回到出生前的狀態。我看到她臉上閃過一絲苦惱，她試圖掩飾苦惱，卻常常失敗。

她最近要求我要說明一下，試著幫助她理解。所以我告訴她：「存在令人疲憊。你經歷並處理了這一刻，然後馬上又有另一刻要處理。這是一個無盡的、令人畏懼的、無情的循環，不斷重複直到我們死亡。我認為我們最接近涅槃，是在我們被粗暴地扯入意識之前的那種無限的虛無。」

她哭了，喃喃地說：「到底是什麼，喬希？」

而我們在這裡，她努力讓一切好起來但不知道怎麼做。我則每天都在努力處理一波又一波侵擾我的念頭，避免這種永久性的疲憊狀態，同時盡我所能去適應。

想一想，情況一直如此：在學校過了很糟的一天，媽媽很可能會買一個新玩具，加入我沒有玩過的一大堆垃圾中，我想這確實能暫時提升我的情緒，但不是解決辦法。意識到這是我全部的生活，讓我感到沮喪和不安。我原本期待，（一）她總算明白我的感受了，（二）我或許可能已經想出一個阻止或改變這種感受與思考的辦法。因為說實話，我已經累壞了。

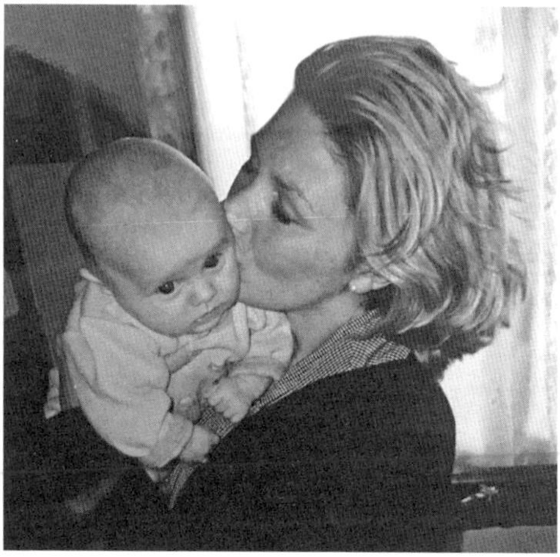

曼蒂

二十八歲的我和十週大的喬希，
住在一間潮濕的房子，有老鼠跑來跑去，
在櫥櫃裡築巢，
但即便如此也不能削弱我所感到的喜悅，
因為我已經不顧一切地當媽媽了。

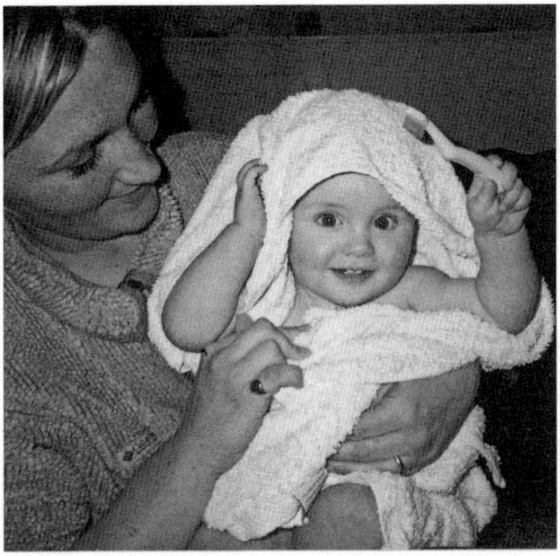

曼蒂

六個月大的喬希。

洗澡時間總是一個歡樂的、

水花四濺的活動，

最後浴室和我們倆，都完全濕透了。

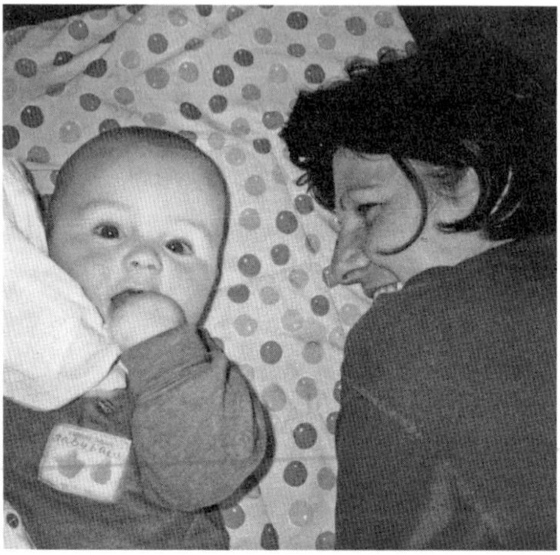

曼蒂

喬希和保姆安妮，
她經常花幾個小時盯著他，
完全愛上了他……她現在還是！

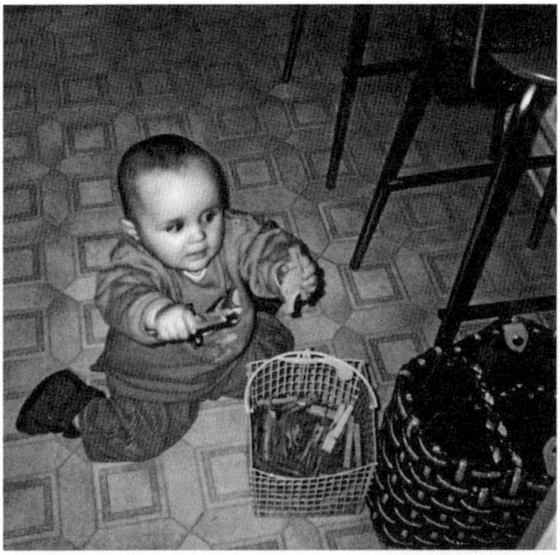

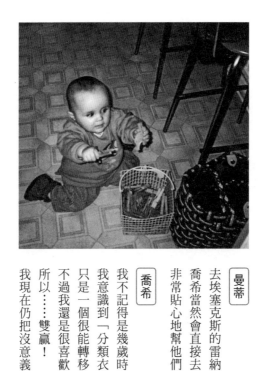

曼蒂

去埃塞克斯的雷納姆看曾祖父母。
喬希當然會直接去找衣夾，
非常貼心地幫他們分類好！

喬希

我不記得是幾歲時，
我意識到「分類衣夾」
只是一個很能轉移注意力的消遣，
不過我還是很喜歡做這件事，
所以……雙贏！
我現在仍把沒意義的家事稱為分衣夾。

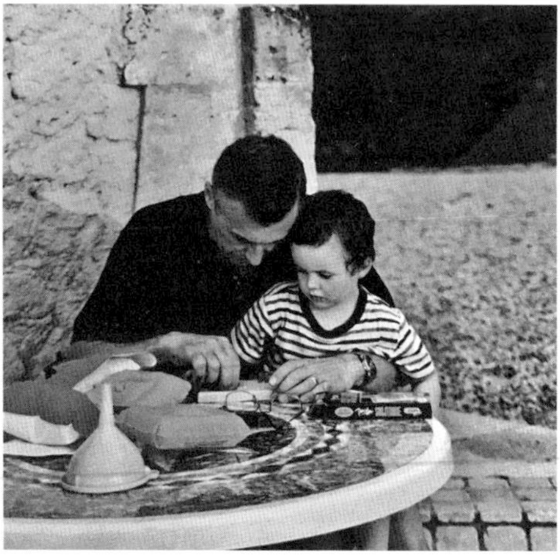

喬希

我當時只有三歲。
這是我和我的外公，肯。
他正在給我看一個東西。
我真的記得這個夏天，
我知道我很開心。

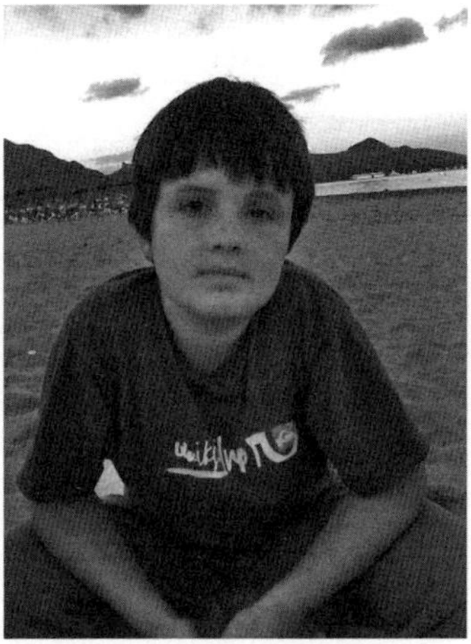

喬希

我八歲了。
媽媽在馬略卡島的波連薩港海灘上拍了這張照片。
我想這個表情可以概括我在這個年齡的特點：皮笑肉不笑，儘管我們在渡假；儘管很棒，我還是很焦慮。

Chapter

5

艾曼達

這個世界是他的囊中物！

我無法確定是什麼時候，什麼地點，什麼表情，什麼言詞，
導致今天的局面。都是很久以前了。
我已身在其中，才知道一切早開始了。

珍・奧斯汀（Jane Austen）

我在喬希八歲的時候墜入愛河。

這是一個美妙的驚喜，對於曾發誓要保持單身的我，從短命的婚姻中驚醒，帶著很深的情感傷痕，愛神丘比特還是瞄準了我。即使我也曾有興趣回到約會狀態中，但作為一個沒有社交生活，需要工作的單親媽媽，我很難預見我要如何找到一個伴，更不用說在整天工作和養育孩子的日子裡騰出時間約會。多年來，朋友們試圖把我介紹給「這個非常、非常棒的男人！」他們好意的提議總是被我禮貌性回絕。我是真心為我的單身狀態感到開心。喬希和他的幸福是我的首要任務，我知道讓別人加入會改變我們這個小家庭的動態，無論是否成功，我都不是很樂見。坦白說，那是我不願意冒的險。

我的教育原則一直以來都一致。我向喬希保證，我永遠不會做出我可能對他有害的決定，我只會努力去做那些能讓我們的生活變得更好的事，即使並不總是立刻能看到結果。例如，如果我工作到很晚或時間很長，不管是平日的辦公室工作，還是週末的電話客服中心工作，或是為了額外增加收入而做的清潔工作中，我都沒有拋棄他，而是在努力補貼家用，確保能夠維持我們的生活。如果他想念我，他可以非常肯定我也在想念他。如果我對某件事說「不」，那是有充分理由的：可能那件事是有害的，例如當他問：「媽媽我可以喝這個化妝水嗎？」或是當他問：「我們下週四能去甘迺迪航太中心嗎？」我負擔不起，而且那在很遠、很遠的地方。

我在一次學校的橄欖球比賽中認識了西米恩，他是一名軍人，也是喬希在學校的朋友，班的父親。他是一個善良、風趣、忠誠的人，他問了很多關於喬希的問題，但對我和他一樣是單親家庭的事實不以為意，這讓我有了躍躍欲試的信心。

西米恩把喬希和我看作是一套的，我很開心有他的陪伴，非常開心，我喜歡他對待我兒子的方式。他並不急於和他交朋友，而是讓喬希來決定速度。有個人和我分享生活，好事或是壞事，感覺都很好，而且有另一個成年人在旁邊為我的決定把關，是讓人很安心的一件事情。不久，我親愛的奶奶也愛上了他。我想這和他是軍人的事實有關，即使在她生命的晚期，她的頭腦已經有些遲鈍，這身軍裝還是喚起她對自己戰時愛人的美好回憶……而她的肯定，給了我無限的信心。

我決定奮力一躍，因為我知道我想要的未來是有這個男人參與其中的。之後，他和他的兒子班，加入了我和喬希的家，嘿嘿，太妙了！我突然有了兩個兒子和一個多年來我告訴自己不需要的丈夫。我知道組成一個新的家庭不會沒有挑戰，但在我看來，像西米恩這樣穩定、聰明的男人可能是喬希這樣的男孩最需要的盟友。我知道在每一天的生活裡，西米恩會為喬希帶來好的改變。

大約在這個時候，喬希終於收到多年來困擾他的那些疼痛的診斷書（EDS，Ehlers-Danlos syndromes。譯按：又稱埃勒斯－當洛二氏症候群、鬆皮症，導致身體膠原蛋白生產失常，並影響消化系統）。我從來沒有聽說過這種病，不知道該高興終於知道我們面對的是什麼，還是該為讀到這種病症感到悲痛。這基本上是一種結締組織異常，特徵是關節過度活動，沒有治療方法，但他的症狀可以受到控制。它可能是遺傳性的，也可能是初次出現。在讀到EDS的症狀可能包括自然流產後，我想知道我是否也有這種病，因為據我所知，我至少有過十次流產。另外就是我天生的骨盆和背部疼痛，以及我特殊的雙關節彎曲的手腕和手指。然而，我還沒有拿到正式的診斷。

由於我對這種症狀一無所知，在喬希被診斷後的一個多月裡，我一直黏在電腦螢幕前閱讀最極端的案例，哭著睡去。這是一種嚴重程度不一的症候群，喬希的情況屬於中等程度，足以讓他在醒來時發現自己過度伸展的關節——手腕、胯下、肩膀、下背部——處於各種疼痛狀態，從輕度到重度不等。難怪他受不了。我知道這並不容易，在情況比較差的日子裡，就算最基本的日常活動也會帶來挑戰。例如，對他來說，做運動意味著第二天他將動彈不得。任何入睡姿勢都很難舒適、不痛，所以他的睡眠每晚都被打亂。這本身就是一種折磨。

在喬希的整個學校生活中，西米恩鼓勵他嘗試各種運動，找到他能夠做的，隔天的不適感最小的運動，他也嘗試了。看到他用極大的熱情從事一項運動或活動，然後第二天早上看著他緩慢地、四肢僵硬地走下樓梯，表情扭曲，我的心都碎了。每天揮手送喬希去學校時，我知道他必須跟閱讀障礙、心理焦慮和現在令人衰弱的結締組織異常搏鬥，同時努力融入他的同伴，這要付出很大的心力和體力。我很想用棉花把他包起來，讓他在家裡安然無恙，但我知道這不是培養他的復原力的方法。不過我承認這很令我掙扎，而且違背了我的母性本能。我的母性本能，就是想讓他舒舒服服，想讓他待在家裡不受到傷害。

雖然喬希的學校生活有很多方面令人擔憂，但諷刺的是，最後他的學習能力並不在其中之列。儘管他幼兒期的表現並不穩定，但後來發現喬希的能力很強，事實上他很聰明。我從我爸媽那裡偷了一句話，很早就告訴喬希，「他的正常就是他的正常」，無論他發現帶著閱讀障礙學習有多困難，他都需要找到一些應對策略，找出對他有用的方法。而他做到了。看著他做作業是很痛苦的，因為我的另一個兒子班，經常是做類似的，甚至相同的作業，總是很快就做完了，然後就去打遊戲機。這有點像拿一面鏡子照著喬希的無能，不可避免地會引起我們的壓力，儘管班沒有任何錯。

許多個夜晚，喬希都會坐在桌前幾乎落淚，努力想寫下一個句子，把他腦子裡嘎嘎響的文字寫在紙上。這是一個漫長的過程，但他逐漸掌握了閱讀和寫作的方法。即使是現在，他的拼字可能並不總是完美，進展仍然緩慢，但他肯定會寫自己的名字。他絕佳的記憶力變得像是一種超能力，他能夠看一部紀錄片或聽一些東西，然後逐字重複——這對於考試是一個很棒的技巧，他總是順利通過考試。

隨著喬希在學校課業的進步，他能選擇有利於他學習風格的科目，減少閱讀文章。他繼續做對他有效的做法，聽課本上的節選或收看講座，記住其中的資訊。從各種意義上來說，他的聰明是他的救命恩人，他的智力是他最引以為傲的東西，他決心不讓他的閱讀障礙成為成功的阻礙。這讓我得到極大的安慰，知道以他展現出來的決心，他可以摘下星星。我記得曾和他一起坐在沙發上，瀏覽所有曾患有閱讀障礙確仍然表現傑出的人士名單，這些人似乎都願意冒險，甚至有些人把這種症狀看成一項禮物，使他們能夠用不同的方式看待世界。

喬希在科學領域表現出色，生物是他的最愛。在他可以透過選擇題考試來應付的科目中，他的成績名列前茅，而在他必須寫很長的文章的科目中，他的成績就不那麼好了。這當然有部分是因為他的閱讀障礙，但也是因為喬希非常專注於他喜歡的事情，並花時間去做，他沒興趣的事情則置之一旁。我們並不在意這些，我們不需要他在所有的事情上都很傑出，也沒有逼他要在任何事上表現出色。我們只希望他能發揮自己的潛力，我們也為他找到自己的所愛感到十分滿足。我們仍然保持「以快樂為目標」，努力不讓壓力壓垮孩子們。每個學期，我們都感覺取得一些小進步，這就足夠了。

西米恩和我都很開心。我們住在一個屋頂會漏水的小軍營裡，我們的孩子已經安頓下來，而且我們深愛著彼此。人生，很好。

喬希十六歲時參加了他的GCSE會考（General Certificate of Secondary Education，普通中等教育證書考試），我第一次知道成為資優生媽媽的感覺，那些熱衷於詳細講述他們兒子成就的人，總是喜歡一邊喝拿鐵一邊笑談自己孩子的最新榮譽，這感覺很棒！喬希在考試中表現優異，幾乎每個科目都獲得了A。我想租一個看板，把成績單貼在上面。我非常驕傲，知道這對喬希來說是多麼重要的一次勝利，而且事實上，我很高興看到這就像一個轉捩點，這是我第一次把我的腳從擔憂的踏板上移開，讓自己能相信，喬希終於離我希望他能擁有的幸福生活近在咫尺。國家考試機構給他蓋了許可章，使他的成績能夠達到甚至超越全國平均水準，我們高興極了——為了一個一直在為成績奮鬥的男孩能有這樣的成就驕傲。

我對這段時間有一些有趣的回憶——包括有一天，喬希從樓梯上走下來，一臉憂慮地告訴我，他忘了把重要的DT（設計與科技）作業帶回家，他需要在期中的休假裡完成。似乎只有一個解決辦法：闖進他的學校，把作業拿回家！半小時後，我們已經在學校的附屬建築外。我們敲打了幾扇窗戶，注意到大樓角落的防盜警報器在閃爍之後，決定嘗試取得合法進入。一位非常好心的管理員同意打開其中一扇門，以便我們能夠進入走廊，但要我們保證不進入任何一間教室，因為裡面有危險的設備——比如剪刀和覆膜機等。我們倆都答應了，手指在背後交叉（譯按：祝我好運）。

喬希知道一條通往DT教室的路，我們在有點暗的環境裡偷偷地前進，穿過走廊和一個巨大的儲藏室，直到我們到達我們要去的地方。

「對了，媽媽，」喬希小聲說，「在我找我的作業時，你能用你的手機拍下牆上的海報嗎？」我看向海報，上面有很多如何做出最佳作業的提示和建議，以及一些健康和安全規則。

這聽起來像是好主意，我迫不及待掏出手機，花了至少十分鐘的時間，盡我所能地拍攝海報，確定拍起來是直的、清晰可讀的、聚焦的。有一下子我們聽到上面有腳步聲，於是都跳到桌子下面，屏住呼吸。我在想我要是被發現了，怎麼解釋我和兒子在期中的休假躲在教室桌子底下。終於，喬希找到他的作業，我們三步併兩步地離開大樓，上了車，大笑著。

我們回到家，告訴西米恩我們破門而入的冒險時，我問喬希，我應該如何處理他讓我拍的照片。

他平靜地回答說：「你喜歡怎麼都行，我其實並不需要。我只是想不出有什麼辦法能讓你忙十分鐘，因為那裡沒有需要分類顏色的衣夾……。」

我們全都笑倒。

直到今天，這仍然讓我發笑——不只是因為我對自己的角色非常認真，還因為喬希等了將近二十年才報了仇。

對於西米恩和我來說，在男孩們參加會考和A級考試之間的這段時間是一段愉快的自滿期。你知道那種當你的憂慮被解除，感到自由的美好的感覺？這就是這種感覺。我睡得更好，工作更有效率，而且我和西米恩晚上散步時第一次聊到喬希以外的事情。我想我一直生活在對喬希的這種基本的擔心裡，當這種擔心被解除後，我才完全意識到，未來看起來相當美好。我的寫作有了起色，就在這個時候，我出版了第三本小說《四葉草的孩子》（*Clover's Child*）。

班和喬希都是很棒的孩子，他們十七歲的時候，都已長成極好的男人。班已經打定主意從事軍職，並確定了他未來幾年要走的路。班是個運動健將，善於交際，最開心的就是和他的夥伴們一起出去，而喬希似乎有一種恬淡自適的氣質，這真的很好。西米恩的事業朝著正確的方向發展，他被派往陸軍總部，在一些塵土飛揚的危險區域完成了十三次任務之後，被派駐在安多弗（Andover），負責一個專案，檢修所有在服役期間使用的特殊設備。這比阿富汗要安全多了。

我經常回想起這段時間，如果我早知道，能提前在這段時間做些什麼，就好了。在這段輕鬆的日子裡，我每晚睡足八個小時，我不夠注意也沒有意識到有什麼在等著我們一家人——更重要的是，是什麼在等著喬希。

他十七歲時參加了A級模擬考試，以全A和A+的成績順利通過。太棒了！我們的男孩要上大學了，他要把人生抓個滿懷，和它一起奔跑，就像我一直為他想像的那樣。隨著他的模擬考成績出來，大學的錄取通知書接二連三地寄來，喬希發現自己在一個很有利的位置，為了要接受哪一所學校而糾結。所有的大學都提供機會讓他修習他心愛的生物學，只取決於他的最終成績，就是他將在夏天參加的考試。他最後做出了決定，接受聖安德魯斯大學（St Andrews）的邀請，並將埃克塞特大學（Exeter）作為候補。西米恩帶喬希去拜訪兩所學校，在吃早午餐之前參觀了住宿。這實在太令人興奮了！全家人都為他欣喜若狂。想像一下，我們的喬希將在這些知名的學府念書——他已經做到了，世界是他的囊中之物。他充滿希望的未來就像為自己平反一樣，好像終於，終於喬希的時代來臨了。我們不厭其煩地強調他終於翻身，即將迎接一個新的開始。他再也不用背對著全班坐了——而我也迫不及待想要看到他綻放光芒。

Chapter 6

喬希
從裂縫墜落

「每一件壞事，都還有變得更糟的可能。」

湯瑪士・哈代（Thomas Hardy）

對我來說，埃勒斯－當洛二氏症候群的診斷並沒有真正改變什麼，沒有我認為或希望的那樣多。我身體的運作方式以及所有身體上的限制都和以前一樣。我每天早上都很痛，大多數晚上都很痛苦，運動仍然是一個挑戰，這使我在一所鼓勵運動的學校的生活非常困難。冬天特別難熬，大多數早晨醒來時，疼痛都會隨機造訪。感覺我的膝蓋需要注射 **WD-40** 防鏽潤滑劑，而且通常在試著上樓梯之前必須先將它們「解凍」。

真是不得了。正如我媽媽總是說，「你的正常就是你的正常，好嗎？」她是對的，我的正常就是我的正常，不管在別人看來有多麼不正常。

罹患埃勒斯－當洛二氏症候群真的只是我生活中的另一個變化，我把它歸結為經驗，試著繼續下去，它只是構成完整的我的其中一小片，不那麼完美，有點令人不滿意的我。在我成長的年歲裡，還有其他的變化要處理，其中最要緊的是在我大約八歲的時候，媽媽決定改變我們家的狀態，嫁給我朋友的爸爸。是的，媽媽和西米恩成為伴侶，但也僅此而已；我現在明白，他們為了我們非常低調，以免嚇到我和我的朋友（現在的弟弟），班。

但是這個哈特利／普若茲的合併對我來說是個大事，一個沒有想過其他人可能會來住在我們屋簷下的小孩，而且正如我所暗示的，這在學校社群是個更大的八卦，大到有個職員找我坐下來問：「究竟，你媽媽和班的爸爸發生了什麼？」

直到我現在長大了，才明白那是什麼樣的廢話，一群成年人在捕風捉影找八卦。這些竊竊私語是另一個讓我覺得自己和同齡人不太一樣的地方，但儘管這個話題對他們而言無疑是有趣的飼料，笑到最後的卻是我，畢竟，我得到了西米恩。

我不能否認，我起初對這個人和他的動機有點懷疑。而且，我只能把我媽媽當作一種角色：我的媽媽。我沒有想過她也可能是妻子、同事、姐妹、女兒、朋友和她擔任的其他許多角色——為什麼會這樣？西米恩慢慢變成她的男朋友，然後又變成她的丈夫，這些事實讓我既害怕又高興。我期待著有他在身邊，喜歡他也會玩電玩，在這方面媽媽做得很不夠，但我也對未知感到恐懼。他一開始是我的一個熟人，然後變成了朋友和父親，現在我可以說他是我的後盾，是我二十四小時依賴的人，無論發生什麼他都會支持我，他從來不曾放棄過我，即使我試圖把他和每一個人推開。他深思熟慮，遇到危機時平穩而安靜，但媽媽則有失控的傾向。她的哭泣從來不曾產生任何正面的影響，西米恩似乎一開始就有同感，我們會交換一個眼神，這讓我覺得他懂了。我們仍然是這樣。這很好。

作為一個小男孩，如果我做惡夢（還滿頻繁的），他就會坐在地板上，靜靜地和我說話，直到我重新入睡，試著用我白天的旅遊回憶、有趣的故事、任何可以壓制在睡夢中追著我的心魔的故事，來取代怪物和即將來臨的世界末日畫面。在我成年以後，只要我想死，試著在留下或結束這一切之間做抉擇時，他就會坐在我房間的地板上，靜靜地跟我說話，直到我睡著，努力用意義取代我的空虛，用希望代替我的絕望。他的支持一直都是實質的、精神上、經濟上、情感上，堅定不移的。

事實上，他是我沒有自殺的一個很重要的原因。

我希望他知道這一點。

當他和媽媽剛開始在一起時，我既喜歡又討厭家裡有他和班。有的時候，我很懷念媽媽對我無微不至的關心，但也有人數越多越安全的感覺。成為四口之家的一員，自然比只有我們兩個人的時候安心。這給了我信心，讓我知道如果我們其中有一個人掉進裂縫，還有三個人在旁邊可以把他拉出來。我猜當時我已經有預感，如果有人要從裂縫中掉下去，那個人就是我。西米恩幫助我完成學校作業，並像媽媽一樣告訴我，雖然學校可能不適合我，接下來的事情會挺不錯。

「想像一下，喬希，在大學裡你只讀喜歡的一個科目！」

這開啟了我的想像力。即使還那麼年輕的我，已經迫不及待。我決定讓自己沉浸在生物學的世界裡，再也不用參加越野跑步比賽，那真是太棒了。

在西米恩的鼓勵下，我在學校的信心大增，我的成績突飛猛進。我沒有進入體育校隊，但我在科學院找到自己的位置，我很高興能在這裡，感覺就像家一樣。

他們在一起幾年之後，媽媽放棄她的工作，開始寫書。她一直是個書蟲，這是大腦有閱讀障礙的我很難連結的地方。我並沒有意識到她對寫作的熱情有多強烈。我們也沒有人料到這一個單純的行動會如何改變我們的生活。從那時起，她已經寫了超過二十五部小說。我知道，她在二〇一一年左右寫她的第一本書時，我們只剩下一份收入，生活很困難。我可以感覺到空氣中的緊張，聽到她和西米恩在廚房的餐桌旁邊低聲討論錢，或說沒錢的問題。他們都沒有直接向班或我說起這個問題，這讓人不安。我記得如果他們給我零用錢或請我們吃飯時，我會感到內疚。我當時可能還很年輕，但我佩服且欣賞西米恩：他不僅鼓勵我走一條可以讓自己幸福的路，也鼓勵我的媽媽追尋自己的夢想。

我們可能沒有很多錢，但生活正在往好的方向發展。

在學業成功的鼓舞下，我同意參加一個名為「快嘴」（Gabblers）的公開演說比賽，當地學校的參賽者必須編寫和研究一篇演講稿，每個月在所有其他參賽者和一個委員會面前大聲朗讀。由於閱讀這篇文章對我來說非常困難，我會先找人讀幾遍，以幫助我記憶。為了讓大家以為我是照稿子念，我會拿著稿子，在說話的同時讓眼睛順著文字走。這用盡我所有的勇氣。我不只擔心我的閱讀障礙會曝光，而且在「快嘴」比賽中與陌生人互動對我來說也是一項挑戰，導致我的焦慮症發作。我想，我選擇做這麼難的事是為了向自己和他人證明，我和其他人一樣有能力。

盛大的「快嘴」決賽是一場必須打黑色領帶出席的正式活動，會向家長甚至也向學校校長發出特別邀請。我被要求就一個特定的主題撰寫講稿並演說。我被隨機賦予了「街頭信譽」的題目。事前我很害怕，也很緊張，我不確定自己要如何站起來，有說服力地發言。然而，我對一大群人說話總是比在一對一的情況下自在。事實上，人數越多，我覺得越容易。這與我偏好在較小的團體中社交的習慣很不相符，但是「表演」的時候，在缺乏親密感的大群體中，對我反而比較好。這在某種程度上仍然是事實。然而，這個特別的晚上，我有幾次差點就搞砸了，在站起來發言之前，我焦慮到快爆炸。後來，他們叫了我的名字，有人鼓掌，然後我就站在講台上了，手裡拿著稿子。緊張和閱讀障礙結合之下，不知不覺，我已經把稿子背下來了。

我慢慢來，儘量不去看人群中爸媽和外公外婆期待的臉孔，盡全力把滿屋子的人都變空白。我深吸了一口氣，咳嗽一聲，清清嗓子，大聲唸出題目：「街頭信譽」；然後我恍神了，抬起頭來，緊接著唸了這句：「哦，真諷刺……。」

就這樣，每個人都笑了，笑得很大聲！他們專注地聽著，等著聽我接下來要說什麼。我開始說，說得很有信心，被那些認識我、愛我的人臉上的驕傲感激勵著。這感覺太妙了。我的演講贏得了「當晚最佳」的獎項，那種感覺滿不錯的。

晚上結束時，校長走過來和我握手。他笑著說：「我真沒想過，喬希亞，誰知道你能做得到？」

我看著他的眼睛，想到我在他的學校裡度過的那些年，躲躲藏藏，從來沒有機會發光發熱，全都因為我接不住一顆什麼鬼球或衝過終點線。

「我做到了，先生，」我回答。「我知道我做得到。」

他似乎無言以對。

這是我一段非常積極時期的開端。我當時十七、八歲，感覺生活充滿可能性。就像我的GCSE考試，即十六歲時參加的會考，我的A級模擬考試的成績，（大學入學要求的成績）非常好。我感到有點得意，也對未來可能的一切感到欣慰和興奮，相信像這樣的成績可以讓我去任何地方。媽媽一直在我情緒低落的時候，或者只在我沉思的時候告訴我，我不應該把事情放在心上——我沒有那麼強的運動細胞又如何？最重要的是，每個人都有自己的時間，而我的時間還沒有到。

我相信她，當她解釋說，想想看，誰想在十五歲時達到顛峰？在剩下的六十多年裡，你要怎麼超越它或與它看齊呢？這種想法給了我安慰，我耐心等待著「我的時刻」到來。我並不確切知道，但是當我想到要去上大學時……感覺上我的時刻可能近在眼前。

隨著我向各所大學密集提出申請，並附上我的老師的推薦信，根據我的模考成績，就學的機會紛至沓來。這是我一生中第一次感到與那些A團的孩子們平起平坐。事實上，我感覺我和整個該死的宇宙平等了！頂尖的大學想要我。我！喬希亞．哈特利，那個永遠不會寫自己名字的男孩。我想爬到學校教堂的頂上，在屋頂上揮舞那些錄取通知書，大喊：「去你們所有人！看看我拿到了什麼！」

我接受了聖安德魯斯大學的邀請，這是我的第一志願，其次是埃克塞特大學，我開始想像自己走在大街上，去酒吧，想著這個不可思議的機會，終於可以擺脫我的舊皮囊，在一個新的城市重新出發，有新的體驗、新的朋友和新的開始。在布里斯托，我開始更常外出，享受這裡奇妙的社交生活，主要活動集中在克利夫頓的酒館、酒吧和俱樂部。我想在某種程度上，我重新發現的自信心部分歸功於一個事實，即我已經規劃出部分的未來，是讓我引以為豪的未來：大學和學位上的成功。這能有多難呢？

在這段短暫的時間裡，人生是美好的，或者至少比以前變得更好了。

當然，我知道，在真正考試前，我必須努力用功，以取得聖安德魯斯和埃克塞特的錄取通知書要求的成績。奇怪的是，對於一個到現在為止對自己幾乎沒有信心的人來說，這感覺就像在框框裡打勾的練習一樣。我相信我需要的成績已經在掌握之中，而且我可以誠實地說，我並沒有過於慌亂。我聽著走廊裡不斷傳來閒聊，有男孩有女孩，討論著來自父母的壓力、要求、和不斷的嘮叨，他們要求再要求，不顧一切希望他們家的神童能夠出類拔萃，贏、贏、贏——想想那多有壓力！

我一直默默地感謝媽媽和西米恩，我和我兄弟班一樣，幾乎擁有完全自由的權利：學業由我們自己決定，我們自己選擇。

並不是說他們沒有把這些選擇的後果告訴我們；事實上，他們試著用最溫和的方式引導我們。而我那些悲慘的、在家裡被壓迫、在學校被逼迫，似乎非常害怕失敗的同儕們緊握指關節、面色蒼白、恐懼失敗。我很高興我不是他們其中的一員，我想這是我第一次完全意識到媽媽和西米恩是如何教育我們的。如果比喻我同學的父母對他們採取了半扼頸（譯按：摔角用語，從對手背後以一臂穿過腋下反扣其頸背，形容難以逃脫的局面）的壓迫方式，那麼我的父母則是將一隻手輕輕地放在我們的肩膀上。對此我很感激。

所以，只剩下A級會考是最後的關卡，我知道僅靠我天生的知識和魅力來通過考試是不夠的，要想獲得一流的成績，在我期望的大學獲得一席之地，就需要掌握學習中的細節，我需要完美的遣詞用字。我決心不毀掉這個機會，於是制定一個計畫，決定在哪一天學習什麼，並把它貼在牆上。我買了複習指導書籍，按照自己的節奏進行複習。隨著音樂對我越來越重要，我整理了幾個播放清單，一個用於學習，一個在不學習時聽。我把房間裡的桌子擦得乾乾淨淨，在手邊放上必要的一瓶水。我已經準備好，可以開始了。這項工作，這項對我的學科的應用，是最後一塊拼圖，我所要做的就是完成它，參加考試，這樣就能讓我過關了。然後我就可以收拾行囊，去尋找我的未來。

簡單。

我在心理上達到有史以來的最高點。我已經準備好了，比準備好了還要好。

然後，一切都變了，幾乎是在毫無徵兆的情況下發生的。

一件非常奇特的事情發生在我身上。即使在今天，經過幾年的思考之後，我仍然不知道如何完整描述這件奇特的事情。很難，但我希望可以用我選擇的詞語來表達所有必要的資訊，那就是：

我的大腦關機了。

就是這樣。這就是所發生的事情。

我不記得確切的日期或時間，但我知道感覺像發生在一瞬間。我坐在井然有序的書桌前，打開一本教科書，閱讀課程作業。大約過了一個小時左右，我意識到我一遍又一遍地讀著同一頁，每一次就好像是第一次讀一樣。即使在反覆閱讀之後，它的內容也沒有在我腦海中留下任何印象。我，喬希亞．哈特利，已經完成了這個課題，可以背出整本教科書裡的事實和資訊——卻一個字也記不住。而且更糟的是，那些我知道的內容被描述為百科全書似的學科，我幾乎記不得任何內容。什麼都記不住。完全空白。

就像有人給你一本外語書，但是你不小心把它拿顛倒了——沒有一個字有意義；或是像被放在一條隧道網絡中，轉來轉去，你不知道哪條路是向上的，甚至不知道你走在什麼方向，或者像在壓力下試圖記住能解鎖一切的組合密碼，但完全不記得那套密碼是什麼。

就像我的大腦是鐵氟龍，我扔給它的所有東西都不留痕跡地滑落了，我所知道的一切都被抽走，取而代之的是一團粘稠物。

我覺得我好像高速撞上了一堵牆。

我感覺我的頭骨被劈開了。

我的眼睛很沉重，我的頭很痛。

我的四肢無力，思想不連貫，完全像是睡眠不足、吸毒、宿醉或三者皆有。我是不是得了流感？被蟲咬了？可怕的傳染性單核白血球增多症？有點身心俱疲，但我想我一定只是需要睡個覺，我闔上書，把它放在桌子上，然後爬到涼爽的床上，鑽進羽絨被裡。我想睡一覺之後，我就會跳起來，快速工作，煥然一新。我想，也許喝杯咖啡，在街區裡快走一圈可能就會讓我頭腦清醒。我想到很多事情，但我從來沒有一次想過這可能是我的新狀態，或者說，這種彷彿被人拔掉插頭的半衰人生，可能是我新的「常態」。

這是我從未承認的事，但那是這段重要時期內，我最後一次打開書本讀書。

那個下午在我的記憶中很鮮明。我記得當我把頭放在枕頭上，我感到瞬間的放鬆和純粹的喜悅，陷入深沉而安穩的睡眠。

幾個小時後，媽媽叫醒了我。

「你睡著了！」她說。我肯定她有些驚訝，以為會看到我在看書、寫筆記、奮力苦讀，趕上牆上的計畫表。

「對，只是小睡一下。」我打了個哈欠。

「對不起，把你吵醒了，你一定很累，那麼多的複習。我拿點什麼給你好嗎？一杯飲料？吃的？」

我搖搖頭。「只想要二十分鐘。」

「當然可以。」她微笑著退到房間外，關上我臥室的門。

我想，這就是我開始說謊的時候，關於我到底發生什麼事，以及關於睡覺。這種想睡覺的渴望，遠比我想取得成績的願望更強烈。

睡眠。逃避。遺忘。

這些都是我渴望的東西，勝於任何大學的入學許可，也勝於任何新的開始。勝過冒險。勝過已經承諾的光明未來。在這整個世界上，沒有任何事物是我想選擇的，除了將我的頭放在那個枕頭上，拉上羽絨被然後消失的機會。

我隱約意識到時間的流逝，一分一秒地過去。我對自己沒有努力用功、沒有複習的事實感到內疚，這只會讓我清醒的時候更加不舒服。我避開了社交媒體上所有關於人們複習了多少內容以及讀到什麼的競爭性對話。我不敢知道他們投入了多少時間，他們讓我筋疲力竭，讓我感覺自己落後很多。早餐、午餐和晚餐鬆散地點綴著每一天，我甚至還設法去學校參加複習課並與導師交談。事實上，一位一直支持我的導師P博士，現在一次又一次地催促我交出最後一份課程作業，以完成該課程並確保我的成績和未來。

「喬希，你知道這個作業需要完成，對嗎？你正在努力進行中？」

「是的。」我也對她撒了謊，感覺很爛。

我希望我可以說我有一個計畫，我真希望可以跳起來，開始工作，但我無法。我無法思考——不是關於這個作業，也不是任何事情。就好像我在一個陌生的地方第一次睜開眼睛的那一刻，你需要一秒鐘的時間適應，獲得起碼的清晰感。但我無法適應。我沒有醒過來。我是空虛的，模糊的，心煩意亂的，還有點困惑。沒有任何作業。對於如何告訴任何人，我也沒有頭緒，不只因為我沒有信心，我也不知道該怎麼說。我不知道我發生了什麼事。

我記得她看我的眼神，在我的視線上停留了幾秒鐘，好像她懷疑我沒有說實話，但又拒絕相信她的明星學生會說謊。她曾經用一句話改變了我的人生：

「你有天賦，喬希，如果你願意，你可以攻讀這個學科到最高水準。」

而我確實想這樣做，不是嗎？畢竟過去幾年來，這就是我所有的目標；所有的工作，所有的努力，精神上的痛苦，都是為了到達這一點，為了得到一個成績，接著奔向大學，實現我的夢想。

對她撒謊說我在用功，比告訴她真相容易得多：我只想閉上眼睛，躺下，讓一切都飄過頭頂。

讀書假對我來說就是睡覺假。現在我了解睡眠的概念；你沉浸在完整八小時左右的睡眠，醒來時感到神清氣爽，準備好面對新的一天，我明白，我甚至理解它在生物層面上的重要性。睡眠的行為本身：對於肌肉修復、強化記憶和釋放調節生長和食慾的激素至關重要。但是突然間，我的情況不是這樣，而且從這次開始就完全不一樣了。是的，我睡得很多，非常多，儘管我花了一個又一個小時，但是我的睡眠品質很差，我從來沒有覺得神清氣爽過，總是想去睡覺，睡更多、更多、更多……睡眠是我的毒品，是我的癮，而床是我偏愛的獲得毒品的工具。我的生活圍繞著小睡和較長的睡眠時間而計畫，我經常感覺這些睡眠的支柱是讓我撐下去的原因，彷彿唯有知道能隨時藉著睡眠逃避，像是對一切行動的獎勵，才能面對世界和進行任何差事或活動。睡眠是強大的主人，我完全聽命於它。

根據《中樞神經藥物》（*CNS Drugs*）雜誌的報導：「疲勞是重度憂鬱症患者經常出現的症狀，在百分之九十以上的患者中出現。重度憂鬱症疲勞的臨床表現包括身體、認知和情感方面的綜合因素。」[8]

就在我本該為最重要的考試做足準備的時候。就像他們說的，時機真他媽的太壞了。

我繼續拖延我的生物作業的繳交時間，這是最後一項課程作業。我變得更加迴避見到P博士，完全避免與她交流。她一直是我在這個世界上最不想讓她失望的人，但我真的讓她失望了，非常失望。即使向你承認這一點，也讓我覺得有點想吐。我不知道該如何向她道歉，如何解釋，但我知道她應該得到更好的結果。

這份作業並沒有超出我的能力範圍，一點也沒有；我知道我必須做什麼。我完全理解，內容和計畫都在我的腦子裡，筆記已經寫好，研究已經做完，設計也已經規劃好。問題是要把它寫在紙上，感覺卻是無比艱鉅。即使我能夠設法保持足夠的清醒時間，我也不知道如何將我腦子裡的資訊整理成一個計劃的模式，彷彿每個想法都必須被拖過厚厚的、粘稠的糖漿，每個構想都變得很遲鈍。

一路走來，我的閱讀障礙從來沒有真正阻礙我在選擇的學科上的發展。我發現，很多東西都可以透過使用圖表、圖形，當然還有我那很糟、很糟的字跡來傳遞。但這次和閱讀障礙無關，而是更大的問題，是不同的東西；彷彿我已經失去我的思想和表達方式之間的關聯，就像有人切斷了電線，或在我的大腦中築起一座水壩，一道不可逾越的牆，擋住所有的野心和成就感。更慘的是，我花盡所有的精力為大壩供電，這意味著我總是感覺自己在空跑，兜圈子。

我很虛弱，很疲憊，等不及它趕快過去，因為很累。我把筆放在空白頁上，或者讓我的手指在筆記型電腦的鍵盤上盤旋，但沒有作用。我常這樣花好幾個小時，靜靜地、癱瘓地、太疲累了而無法工作，就像試圖用柔軟的義大利麵條寫作一樣——徒勞無功，毫無意義。我繼續感覺到一波又一波的疲憊沖刷著我，無論多少睡眠也無法緩解。這不只是普通的肌肉疼痛和眼睛酸痛需要休息，而是我以前沒有經歷過的深沉和黑暗。我常睜開眼睛後又馬上閉上，那是一種深入骨髓的疲憊，我幾乎無法舉起手，更不用說走路了，我只能將其描述為一種霧，一種改變思想的、令人困惑的霧，彌漫在我的大腦中，使所有的邏輯思考和理性的計畫成為不可能。同時，它也剝奪我所有的精神能量，而身體上的疲憊也反映出這一點。

這是一個向下的漩渦，我既沒有精力也沒有意願去嘗試擺脫，太令人恐懼了。我們在談的是我的大腦。我對我的身體早已放棄希望，不相信它能把我推進A級團隊，並且知道，由於我的關節不穩和各種疼痛，我的身體無法持久可靠，它經常讓我失望，以至於有時上下樓梯或進出浴室都感覺是艱鉅的任務。但是我的大腦呢？我的大腦是一個不同的故事。我原來總是能夠百分之百依賴它，那是我的全部。

精明的喬希……

聰明的喬希……

喬希博士……

從我小時候起，這些詞和其他類似的詞語就一直朝著我喊，一想到我的大腦竟然辜負了我，讓我失望？這造成了什麼後果？這幾乎超過我可以思考的問題。然而，這正是已經開始發生的事。

媽媽和西米恩會擺上一杯茶或果汁、三明治、湯，是我閉關K書的時候，用來支撐我的東西。我討厭他們踩在樓梯上的腳步聲，我知道我不得不開始假裝了。我的門在打開時發出聲響，我開始討厭這種聲音，這是與人接觸的先兆。即使現在，我們已經搬家很久了，我也不願意想起來。當他們走進房間時，我會短暫地抬起頭，甚至用手指從上往下滑過一頁，或在螢幕上打一兩個字母。他們有意地對我微笑，很驕傲地，然後把任何供品留在我的桌子邊上。

那些錯置的驕傲的眼神就像一把把小刀，插在我的胸口。當門在他們身後關上，我就會折成兩半，字面上的折，要麼把頭靠在桌子上的手臂上，要麼沉到椅子上，頹廢地坐著，太累，太累了，甚至無法坐直。而且，我的眼皮總是像加重的磁鐵，被拉下來，把我拉得更深，更深，陷入我的身心所渴望的黑暗沉睡之中。

世界上沒有比P博士聯繫我的父母以表達她的擔憂時，更為可怕的事。希米恩告訴我，從那之後，她就開始頻繁打電話或發電子郵件給他。

我在努力讓喬希明白這件事的重要性。最後一項作業在哪？他的計畫在哪裡？

我記得我坐在廚房的桌子旁，絕望的石頭在我的胃腸裡排隊，我知道媽媽和西米恩會說什麼，卻完全不知道該如何回答。我感到盲目的恐慌和一種噁心的失敗感，讓我完全空白。我感到恐懼，卻又奇怪地感到空虛。媽媽問我是不是弄錯了。

「作業在哪裡，喬希？它在哪裡？」

在我的腦子裡，我聽到那個小學老師在我面前喊著：「為什麼你做不到，喬希？其他人都可以！」

我不是第一次這麼想：「是啊，喬希，為什麼你做不到？你他媽的有什麼毛病？」

Chapter

7

艾曼達
在黑暗中摸索

「希望的微笑展露在來年的門檻上，
低聲說：『你將更快樂』……」

丁尼生（Alfred, Lord Tennyson）

可以說，我們一直生活在一個快樂的泡沫中，直到喬希A級會考前的溫書假。西米恩在我們身邊的時間變多，我們家庭的氣氛也更為和樂，很慶幸的，他在軍中的角色改變，使他減少了出差的次數，我則開心地寫了一本又一本的書，並且經常出現在電視螢幕和廣播節目中。

而突如其來地，我注意到喬希的行為突然發生了變化。他很易怒，疲累，還會摔門，不回答我的問題，不想洗澡，快速地吃完飯，把西米恩、班和我留在餐桌上，彷彿他極不想要我們的陪伴。他對我說話很簡短，很急躁。不要誤解我的意思，並非他以前常坐下來陪我們喝茶聊天，或敞開心扉談論他的感受，但這次感覺不同。他近幾年來有一種青春期男孩典型的沉默寡言和輕微的暴躁，對於最冗長的問題也只用一個字回答，並且對我所說所做的一切都翻白眼。由於我和三個弟弟一塊長大，我知道這些都是很標準的年輕男孩的行為，但是，他這次的變化很明顯，與「快嘴」比賽獲勝後那個近乎爽朗、明亮的喬希，和那個笑容滿面地撕開信封，為獲得入學機會而開心的喬希完全不同。我將它歸結為考試的壓力。

班似乎應付得很好，喬希卻不同。我們知道這些考試都很重要，不管我們多麼努力淡化它的嚴重性。我很謹慎，不想增加他的壓力，但同時又真的希望他能表現得很好，得到所有我（天真地）認為可能讓他幸福的事物。我和西米恩討論過，也諮詢了谷歌，那裡有大量關於考試壓力的可怕影響的文章和研究。我們幾乎讀完了全部的文章，一致認為最好的辦法，是給喬希足夠的空間，必要時支持他，在能力範圍內幫助他，盡我們所能哄騙他通過終點線，取得在大學就讀的獎勵。

這太容易了。

令我們高興的是，他已經開始有興趣和同齡人一起出去玩，這是很好的發展。他們通常會去布里斯托三角區的酒吧和俱樂部，跟一群人在那裡排隊，把假身份證握在冒汗的手心裡。我承認這不是傳統上正確的教養方式，但是當喬希帶著歪歪扭扭的笑容，有點醉醺醺地回家時，我覺得非常高興，這證明我的兒子在走向成年的偉大競賽中，能夠放鬆、社交，與他學校的朋友保持同步，探索這個世界，我毫不懷疑他會成為最出色的公民！我們告訴孩子們，我們很高興他們能涉足這個成人的環境，只要他們不對我們撒謊，永遠讓我們知道他們在哪裡，那就沒事。他們答應會一直遵守，我很開心。我們相信他們。我每次想到那些夜晚，我為十八歲的喬希打開家裡的大門，他靠在門框上，經常是被班撐著，就會不自覺地微笑。西米恩和我躺在床上，笑著談論我們的男孩子，出去闖蕩，在這個世界上刻下自己的位置，從男孩到男人之間的過渡，有那麼多美好的事情在等著他們。

但這些活動停止了。

所有這些都停止了。

突然，在考試前不久，喬希寧願待在家裡，拒絕他兄弟和同伴們的聚會邀請。我必須承認，我非常矛盾，我滿開心他如此熱衷在家用功，他為實現目標的動力和奉獻精神令我非常欽佩，但同時我又擔心他太緊繃，沒有空出時間來放鬆。正如我們讀到的關於考試的文章，幾乎每一篇都建議，考試期間成功的學生生活的關鍵是平衡，但喬希似乎沒有任何平衡，他只顧工作，沒有娛樂。我一廂情願這樣以為。

很難要他早上起床去學校參加早自習，而他一到家就想回去睡覺。我覺得這很煩人，尤其是當班在外面跑步、參加社交活動或在樓下和我們聊天時，不明白喬希怎麼會樂意花這麼多時間採平躺姿勢，拉上窗簾。又來了，對照喬希的人生的那面鏡子，對這兩個男孩都極為不公平，但又沒有辦法不看，所有想要對話的嘗試也歸於空白。

「你還好嗎，喬希？」

「是的。」

「你需要任何幫忙嗎？」

「不需要。」

「你在擔心什麼嗎？」

「沒有。」

「你知道你什麼都可以跟我們講，隨時隨地？」

……翻白眼，伴隨沉重的歎息。

隨著考試的逼近，有天晚上，西米恩回到家，看起來灰頭土臉，神情憂慮。

「怎麼了？」我的思考飛速運轉，試著想到工作上可能發生的事情，我的第一個想法是他接到要被外派的通知了，這是我生活中最害怕的事情，但是沒有。這一次，他的擔憂跟去一個遙遠炎熱的地方無關，而是在離家很近很近的地方。

「我接到P博士的電話……」他開始說。

我記得我在笑，無疑是緊張的笑，西米恩解釋說，喬希沒有交出他最後一份作業，如果沒有這份作業，他預期的A級成績就會被取消——該項目佔總分很大一部分，怎麼可能不取消？

「啊，這不可能！他們一定是搞錯了……他們把它弄丟了嗎？」我的問題聽起來很荒謬，但在當時感覺是最合乎邏輯的質疑。對我來說，這個重要的項目被放錯位置的可能性比較大，是別人犯的錯，而不是那個令人不快的想法，就是喬希可能自己破壞了他的努力。我無法想像，在他經歷了所有一切之後，怎麼可能在最後一關倒下。

這對我來說沒有道理，一點道理都沒有。

我感到徹底的困惑和矛盾。我曾自豪自己是那種可以自信地說「我不介意我的孩子做什麼，他們走什麼路，只要他們快樂就好」的父母。

我以為我是認真這樣想的。然而，想到喬希可能會丟掉他的機會，我又相信幸福就在這條學術道路的盡頭……現在我對我的自以為是感到反胃。我還以為我知道我的孩子發生了什麼，還反覆告訴他們，不論什麼事都可以和我們討論，任何事情。

我們急忙安排去見喬希的年級主任，我們就叫他G先生吧。他是一位善良、耐心和聰明的人。他冷靜地解釋說，是有危險，除非喬希真的很努力，真的全心投入，努力趕上，尤其是集中精力交出規定的作業，這項作業的大概截止日期已經過了，他將面臨一座工作的大山，而很簡單的是，剩下的時間太少，不夠他翻越這座山，這表示他只有失敗了，這是唯一的選擇。失敗。我和西米恩向他道謝，然後離開他的辦公室，默默地開車回家。我們有點麻木，完全不知道該說什麼。

「我們應該怎麼辦，西米恩？」我低聲說，他正把車開進車道。我們坐在那裡盯著房子看，好像我們倆個都不太想進去。

「我不知道。」他誠實地回答道。這不是我想聽到的，但這是事實：我們被難倒了。

我走進喬希的房間，坐在他的床尾，推推他讓他醒來。房間裡有股酸臭味，我想把窗戶打開，把他的床單扯下來，塞到熱水裡大洗特洗。但我也意識到這很像他的窩，他的避難所，所以我不敢在這個他顯然感到舒適的地方打擾他。令人驚訝的是，這種狀態很快就變得正常。過去的幾個星期裡，喬希一直待在他的床上，寸步不離。如果我建議他起床，或問他學習的狀況如何，他的表情就會變得很痛苦。我注意到，班和他保持距離，我理解這一點。他有他自己的考試壓力要應付，有自己不那麼複雜的生活要過。我和西米恩都認為考試結束後，他們一定會恢復正常的行動，坦白說我們等不及了。但是，至少對我們來說，P博士這通電話是一記警鐘。喬希身上是不是還發生了什麼事？

我專注地保持我的聲音平靜，語帶鼓勵，我想表明我是來幫助他的，不是來責怪他的。

「親愛的，我很擔心你。你需要完成你的作業；P博士有和我們聯繫，我們也去看了G先生，他對這件事很關心，但他也很擔心你，我們都很擔心。我們要怎麼樣才能幫助你？我們能做什麼，喬希？」

「你可以讓我一個人待著，讓我睡覺，」他不耐煩地回答，然後翻過身，把羽絨被拉到頭上。

我記得我感覺完全的困惑。什麼是正確的行動？如果我發火，他能完成工作嗎？可能不會，事實上可能使他更加退縮。我們是否應該賄賂、哄騙、鼓勵，或大吼……感覺都是徒勞的。畢竟我們面對的是一個十八歲的孩子，一個實際上已經成年，頭腦裡擁有知識和自我意志的人。我們怎麼能逼他做什麼？另外，我們並不是嚴父嚴母，我們把養育孩子當成一件溫柔、持續的工作，需要不停地引導，而不是突然發火、大吼大叫。而且，無論如何，事情從來不曾真的出錯過。

我和西米恩感到茫然無措，不知如何處理這種情況。這是一個可怕的、令人恐懼的領悟，我們真的不知道該怎麼給喬希最好的建議，這讓我們懷疑自己的教育方式，因為我們是成年人，我們應該要知道答案。我們一如既往地相信，把事情說清楚，冷靜地試著找出最佳行動方案就對了。另外，我可能也有哭。（是的，喬希——我讀過你對我老是哭的看法！）事情有一個順序，其中有一些需要解決，我們認為最好的辦法就是，把這個該死的作業當作一個緊急事件來處理。我們看不到真正的問題，只看到其中一個症狀（喬希不用功），然後試圖解決這個問題，而不是從直升飛機上的角度去看，問他為什麼不用功了。

喬希必須完成這個作業，而他的時間已經不多了！他必須把作業交出去，不然就會被淘汰！他必須交出他的計畫。P博士和G先生為我們做了那麼多，我們卻讓他們失望了！

我只能想像喬希一定會覺得很難過。我現在知道了，我們應該做的是對他說：「不要想這個作業了！忘了它吧！什麼都不重要，親愛的，什麼都不重要！」然後把他抱起來，緊緊地抱住他，告訴他唯一需要集中注意的就是讓自己感覺好一點，重新站起來。但是那時候我們不知道他生病了，以為只是一個小插曲，一個抗議，一種反應之類的。我想我已經被制約了，認為這些愚蠢的考試很重要。我仍然相信那些考試是他的門票，也過分擔心他放棄考試。當我坐在這裡寫作時，羞愧感纏繞在這些回憶中，伴隨著後悔的巨大痛楚。可以說，我的決定是基於兩點：一是不知道什麼對我兒子的心理健康是最好的，二是我渴望喬希能擁有的那些，部分出於我認為對他的未來最好的事物——以我自己的標準——我相信大學的黃金生活就像電影裡演的那樣，這一切都支撐著我的決定。我認為他會上大學，取得優異成績，畢業，墜入愛河，在畢業的最後一張照片中把他的學士帽拋向空中。結束。

對不起，喬希。

我真的非常非常抱歉。

一如往常，每當喬希呼喚西米恩，他就立刻行動起來，盡力幫助喬希完成作業，坐在他的書桌旁，喬希則眼神空洞地盯著電腦螢幕，偶爾轉過頭去打哈欠或用手指撥弄頭髮，好像他不在現場，這讓我想起他還是小孩子的時候，有一次要寫一篇文章，那個我試著讓他投入的過程緩慢、拖拖拉拉、又折磨人，必須拼寫和再次拼寫每一個音節，而他卻在頁面上隨意畫著點和線，以為那就是標點符號。而這個階段我只能坐在一旁，喊著鼓勵的話語，沒完沒了地倒熱茶，偷偷地想，如果喬希沒有醒過來，沒有振作起來會怎麼樣。全家都在壓力鍋下，班也回到自己的房間，不是去睡覺，我想是為了避免這種氣氛。誰能怪他呢？

西米恩和我私下討論這個問題，通常是在我們睡覺前。我們夫妻共同感受到這份壓力，不斷來回地討論我們這一家人面對的情況。

他出了什麼問題？

會不會是腺熱病？

他在吸毒嗎？

他可能是同性戀，正在為他的性傾向所苦？

是否發生了一些他不能說的事情，某個創傷事件？

答案並不多，我們當時的感覺和現在差不多，這麼多年過去了，就像我們在黑暗中摸索著方向；只要一個舉動錯誤，我們就完了。我非常感謝能夠在黑暗中牽著西米恩的手，它給我力量，讓我繼續前進……

一個簡單的事實是：這才剛開始。

我們停在一個搖搖欲墜的懸崖邊上，一切就要坍塌了。只是我們不知道而已。

Chapter

8

喬希
心理治療，打勾！

「我的脾氣就是，如果我沉到水底，
我不太可能踢腿到水面上去。」

約翰．濟慈（John Keats）

我拼拼湊湊做了一個作業交差。我不太記得內容，或怎麼做的，但肯定不是我原來構想或計畫的那樣，我知道，它的品質也不足以取得我之前的成績，甚至還差得遠。這是一個劣質的替代品，但至少做出來了。我對它沒有什麼自豪感，大部分在完全疲憊的狀態下完成的工作，很難感到自豪。事實上，我只想把它做完，拋到腦後，我比較在意的是，讓人們停止對這件事令人不舒服的質問，而不是最終的結果。這一切都超過我的承受能力。交完作業，我稍稍鬆了一口氣，其他什麼都沒有。P博士的冷淡是可以理解的，她一定覺得很失望。我回想起來都覺得害怕，但在當時，即使事情變成這樣，我也絲毫不受影響。我已經開始麻痺了。

所以我把作業交了出去，然後就回去睡覺了。

關於我是否應該，或說是否能參加期末考試的這個問題，在我的父母之間和我的父母與老師之間都有很大的爭論。我則無動於衷，彷彿他們在討論的是別人。問題是怎樣比較好呢？參加考試，努力取得一個分數，任何分數都好，還是不參加考試，吞下一個大鴨蛋，對我的心理健康更有益處？我很樂意接受指導並採納提供的建議：那就是，看我考試當天感覺如何而定。這感覺是最好的次要方案，但實際上是最大的逃避。現在我知道，我應該說我不要去考試，而且應該有人同意我。我這麼說並沒有責怪或批判的意思，我完全知道大家對這件事都沒有經驗或計畫，每個人都在盡自己最大的努力，但是當你的大腦如此混亂，以至於無法決定向左轉還是向右轉，甚至連選擇喝咖啡還是喝茶都太過艱難時，如果有人能牽著你的手引導你，那真的會很有幫助。

媽媽試探性地建議我可以去找專家、治療師或諮商師談談，可能會有幫助。她努力讓這個建議聽起來很隨意，但我從她的態度和她的支支吾吾中看出來，這感覺有點像開始走一條她並不很想讓我走的路，可能她也不想走這條路，我可以理解。這是一件大事，一個對話的開始。在這樣的對話中與孩子談及諸如精神健康、憂鬱症、精神崩潰，和其他所有不太好的病症詞彙等等，至少對她來說，感覺一定非常真實。我已經太過麻木，無法真的在乎或參與這種對話。

由於國家醫療服務系統（NHS）的等待名單太長，考試前來不及排看診，她找了一位專門處理考試壓力和焦慮的私人心理治療師，她認為這位治療師能給我一些建議，度過這段棘手的時間。我可以看穿她的微笑，那是為了讓我和其他所有人相信一切都會好起來而設計的。說實在的，她的面具激怒了我。我不知道發生了什麼，但我知道狀況很不好，在某種程度上，我只想讓她承認這一點，然後也許我就不必再假裝了。

約診是用壓低的語氣進行的，好像這是可恥的事情，有一天放學後，她帶我去了布里斯托郊區的一間診所。當我們沿著蜿蜒的車道開往那座曾經是富麗的醫院，我看得出來她很緊張，一再告訴我不要擔心，給我一些最基本的建議，好像我是個小孩子。

「一定要告訴他們你的感受，喬希。不要覺得尷尬，也不要擔心，你要說的東西他們已經聽過一百萬次了……我的意思是，有時候人們會有神經或性方面的問題，但……」

「我不是同性戀，媽媽，如果我是，我知道這不會是問題，絕對不會。」

這一點我確實知道。

「當然不是。」她附和道。「我只是在設想你可能會感覺自己有點奇怪的原因，和你的腦子裡會想的任何事情……」她沒把這句話說完。

我當時對她有點抱歉，可以看出來，她和我一樣，希望能夠像確定是什麼問題一樣的簡單，強調一件我們都能試著理解的事情，因為那樣的話，我們就能想辦法解決這個問題了。

我坐在治療師房間外一張吱吱作響的紅色皮沙發上等著，填寫一張附在剪貼板上的表格——實際上比聽起來容易，因為我只需要在適當的回答旁邊打勾就好。

你是快樂還是悲傷？

悲傷。打勾。

你是否定期服藥？

不，打勾。

你的情緒是否影響你的日常生活？

是的，打勾。

你是否曾考慮過自殺？

沒有，打勾。

在那一刻，這是事實。

說實話，這位治療師很令人失望。我們根本頻率不對，他也不是我會選擇傾訴內心的對象。他看起來並不聰明，也避免目光接觸，還有，有點緊張，比我想的更依賴我用打勾填寫的那張蹩腳的表格，沒有別的，而且整段時間都以治療師的姿勢坐著，雙腿交叉，手指偶爾撫摸下巴做沉思狀。我本來還希望他是個聰明人，看我一眼，就給我答案——嗒噠！——就像魔術師揭開他的戲法，因為就我進入憂鬱症的旅程而言，可能還是早期。難過的是，事實不然，他的問題都是可預測的，而且來得很緩慢，他回答我的問題都是標準答案，直到最後他問我是否能想到：「可能使我感到低落或導致我焦慮的一個創傷？可能是過去發生的事情？任何事情？沒有任何一件事嗎？」

我搖搖頭。沒有。他看起來很失望，還不只有點被難倒的樣子。我也明白這一點，就像回到我和我媽在車裡的對話，如果有一件曾經打破我幸福的表面的事，有一件我可以詳細說明的事，一個能和我的焦慮和整個身心不適連結的事件或事故，那就容易多了，至少我們會知道我們在面對什麼問題，而且無疑地，那個垃圾治療師會有一張圖表可以參考，將討論往前推進，如果沒有別的依據的話。雖然我懷疑他的圖表看起來會有點像：

如果答案是肯定的——提供藥物治療。

如果答案是否定的——提供藥物治療。

他提供了我藥物治療。

我禮貌地拒絕了，然後回到車裡。我知道藥物會改變大腦的化學成分，這不是我想走的路——不，謝了。我的大腦到現在顯然已經被改變得夠多了。媽媽看著我，她的笑容已經被一種充滿希望的表情取代。我想一部分是因為她想要答案。我們不都這樣嗎，曼蒂！還有我知道，在有經濟壓力的情況下，這次約診花了一筆不小的錢，我猜想她希望這些錢某種程度上並沒有浪費掉。

「你喜歡和他談話嗎？」

不喜歡。打勾。

「有用嗎，喬希兒？」

沒有。打勾。

「你認為你再去一次可能會好一點嗎？」

不會。打勾。

想想我們為這樣的特權付出了多高昂的費用。

我們一路沉默地開車回家，我感覺我的內臟裡又多了一層新的石頭，這一次是由內疚構成的。我讓媽媽和西米恩擔心。我讓他們很失望……

「一切都會好起來的，喬希兒。」她拍拍我的手臂。我不相信她的話，但感覺什麼都不說好些。

我回到床上，把事情擱著，幾乎到當天才決定，我參加了考試。媽媽和西米恩說我大可以去考試，因為如果我不參加考試，就會得零分，我有什麼損失呢？這聽起來很有道理，所以我同意了，但是到了當天，我的思考過程卻毫無邏輯可言。我想哭。我真的有哭，我想。

我帶著頭痛的感覺走進學校，感覺我的頭骨快裂開了，我的胃腸被神經攪動著，曾經還算不錯的大腦已經被炒蛋取代。我感到一種脫離當時情境的很奇怪的感受，有點像從遠處看著自己。我一直在看體育館牆上的大鐘，不像其他考試者那樣，在考卷上振筆疾書。我盯著時間，是為了算這場考試還有多久會結束，我可以多快爬回我的羽絨被底下溫暖、黑暗的空間。

我想這是那種迷霧般的困惑開始出現的時候。

我的記憶不那麼敏銳了，時間感覺扭曲了，而床的吸引力仍然不可抗拒，躺在床上是我能想像的最好的事情。我吃得過多，不僅是吃太多，我還吃垃圾食物，所以體重增加了，這對我已經很脆弱的自尊心並沒有好處。現在，我不喜歡我的頭腦運作的方式，我不喜歡因為我的關節問題而不能做的所有事情，我不喜歡我看起來的樣子。一個三連勝。

我已經開始解體了。

我的自我放逐和社交隔離結束了，主要因為我喝酒和藉酒精逃避的欲望比我對孤獨的渴望更強烈，所以我偶爾會離開家跑去喝酒，喝得很厲害。能夠比我的同齡人酒量更好，讓我有種榮譽感，當放縱大喝的時候，我會用極快的速度一飲而盡，以進行自我治療。我想可以說，我感覺有某些東西——也許當他們對我的酒量印象深刻時，我的地位就小小地提升了。當我在酒館的歡呼聲中喝酒時，我可以進一步被酒精麻痺，能夠在短時間內更加逃離這個世界。沒有什麼比在擁擠的人群中感到孤獨更差的感覺了。人類的世界從未像今天這樣密切連結，但孤獨感卻不斷上升。整個社會必須檢視這些連結的價值：一千名 Instagram 粉絲的價值還不如一個能與你開誠佈公交流的人，至少在我看來。

回顧過去，我可以知道，在我考試前後的這段時間，是我經歷第一次憂鬱症發作的時候。可悲的是，這並不是最後一次，而且和我最終陷入的低谷相比，這只是他媽的小菜一碟而已。

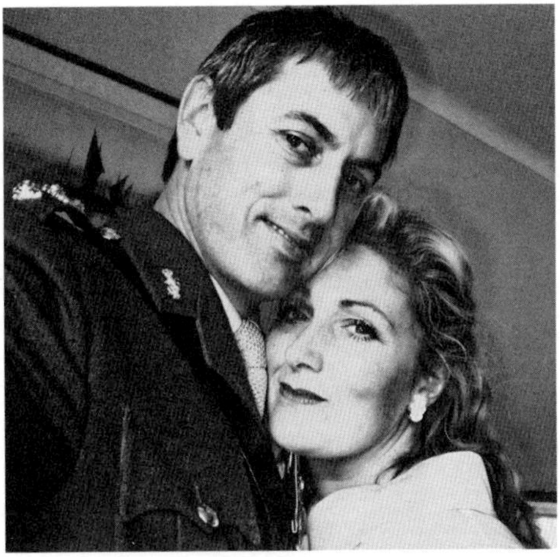

曼蒂

於是我嫁給了我的士兵。
這是在我們的婚禮當天拍的，
只有我們兩個人，沒有鮮花，
沒有華麗的禮服，也沒有宴客。
之後我們回到家，
從冰箱裡拿出一個披薩，喝了一杯茶。
第二天，西米恩就去伊拉克了。

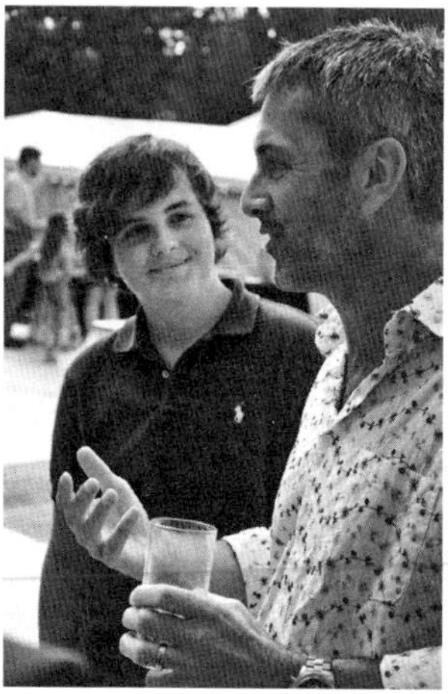

曼蒂

十二歲的喬希和西米恩。
我愛他看著他的樣子。

喬希

我們在一個夏日派對上，
那是一個好日子。
西米恩的狀態很好，
我為我們這個家感到驕傲。

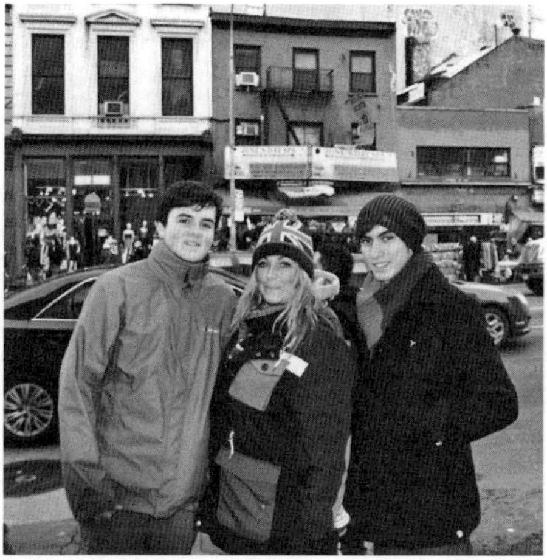

曼蒂

喬希、班和我在紐約，
我們第一次的家庭旅行。
那時是耶誕節。
男孩們都是十三歲，天氣非常寒冷，
但是並沒有影響到節日的氣氛！
我們都對這個只有在電影裡
看過的城市有點敬畏！

喬希

拍完這張照片後不久，
我和一個懸掛的閃燈擊了掌，
電流把我擊倒在地！
我每次看到這張照片都會笑，想著，
我為什麼要那樣做？

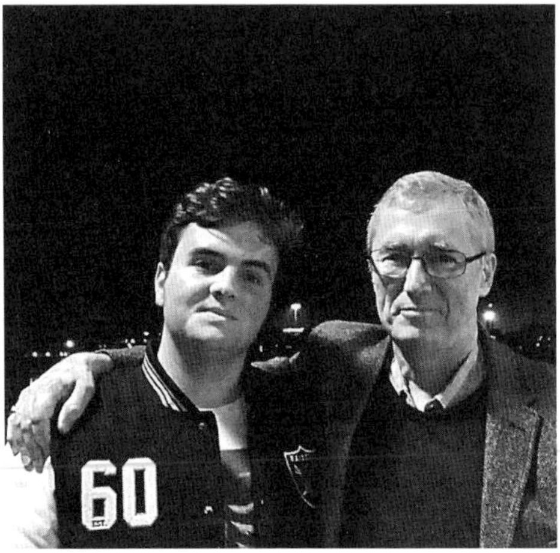

曼蒂

喬希和他的外公，
他剛去南安普頓大學的前幾週。
我們帶他出去吃晚飯。
我爸爸臉上的表情說明了一切
——我們都為我們的男孩感到驕傲……
我無法忍受喬希的表情，他淺淺地笑，
但是他的眼睛卻說著一個不同的故事……

喬希

我記得這個晚上。
我的爸媽和外公外婆來帶我出去吃晚餐。
我知道他們希望看到我過得很好，
對我滿臉笑容。我告訴他們一切都很好，
但是其實一點都不好。
我記得我很高興和他們揮手道別。

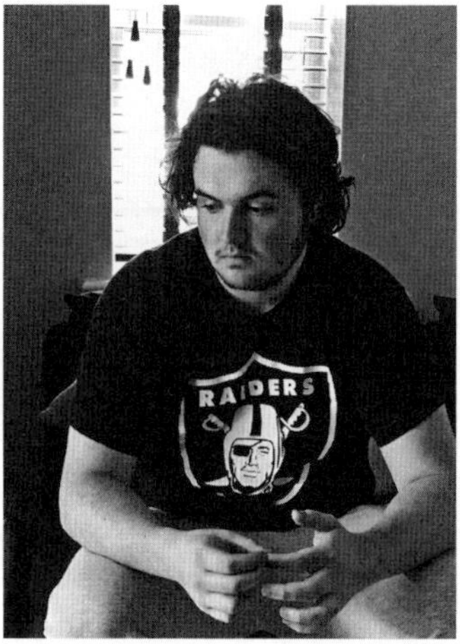

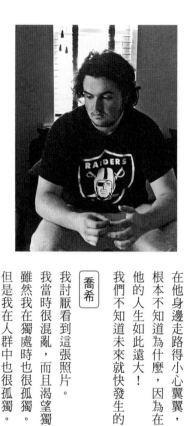

曼蒂

喬希在家裡。
他的體重增加了，
不是昏昏欲睡，就是生氣。
在他身邊走路得小心翼翼，
根本不知道為什麼，因為在我們看來，
他的人生如此遠大！
我們不知道未來就快發生的事……

喬希

我討厭看到這張照片。
我當時很混亂，而且渴望獨處，
雖然我在獨處時也很孤獨。
但是我在人群中也很孤獨。
這是我最黑暗時期的開始。
如果我能回到那時，
我知道我必須早一點尋求幫助，
把一切全說出來。

Chapter

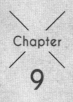

9

艾曼達
你去過亞伯丁嗎？

「生活本來就不容易，我的孩子；
但要鼓起勇氣：它可以是令人愉快的。」

蕭伯納（George Bernard Shaw）

八月的一個清晨，喬希的A級會考成績出來了。這一天在日曆上已經蟄伏已久，用紅色醒目地圈出來，我已經盡了最大的努力去忽略它。那句俗諺「在你知道有什麼需要擔心事的之前，沒有必要擔心」說起來很容易，但實際上對你的擔憂狀態毫無幫助，除了讓你為擔心感到罪惡之外。好像擔憂是一個弱點，而不是一種人性的反應。那句話有部分是真的，因為只要結果還沒有出來，喬希就還有可能在考場上不知怎麼地完成一件不可能的任務，獲得他需要的成績，進入聖安德魯斯大學，他的生活也回到正軌……我想，在這種狀況下，我的生活也會恢復正常。然後，我們這一家人，就可以把這個因為擔心他的腦霧、他的冷漠和他的昏昏欲睡而令人胃痛的夏天拋在腦後。我的天哪！我的無知、天真和膚淺的理解還真令人吃驚。我一直在對任何問我話的人，包括我的父母和更大範圍的家人們重複這句口號：「一切都會好起來的！」以至於我已經開始相信它了。

「喬希怎麼樣了？」

「哦，他會好起來的！一切都會好起來的！」

考試結束之後，喬希就更少說話。整個夏天他都跟一群特定的朋友喝酒，參加奇怪的音樂節，或者，當然了，沉浸在他最喜歡的消遣中：睡覺。我無法假裝不曾有那麼幾次，他沉睡的身體讓我非常惱火，尤其當我和西米恩兢兢業業努力工作，維持這個家的一切，而他卻躺在他的房間裡，似乎視而不見時，更是如此。我得花很大的力氣才不會開口向他怒吼：

「你為什麼不起床？」

「你沒聽到門鈴嗎？我們沒收到快遞！」

「你為什麼不洗澡或出去走走？」

「把你的髒杯子和盤子拿下樓會怎麼樣？」

「為什麼我必須收你的髒衣服？這樣不公平，喬希！」

「已經夠了！夠了！振作起來吧！振作起來吧！」

我希望我可以回到過去，用不同的方式去面對。

這一天，考試成績公佈這一天，將永遠伴隨著我。

喬希很不尋常地在中午之前就起床了。他獨自打開記錄他最終成績的電子郵件。班也是，然後就出去和他的夥伴們見面。西米恩和我跟喬希坐在廚房的桌子旁，落地門打開，和煦的微風吹了進來，陽光明媚，鳥兒在歌唱，這本來會是完美的一天，如果不是因為在喬希的筆記型電腦裡稍早收到的那封電子郵件。就是那個，讓空氣中充滿了期待和恐懼。

在我們的社群網路和WhatsApp群裡的訊息，想當然充滿喬希同學們的輝煌成功，我當然不會怪他們，我知道那些學生和他們的家人已經知道結果，工作完成了，一定感到很欣慰和高興，同時也在開香檳慶祝、計畫住宿和旅行，迎接即將來臨的所有新的冒險。但是，這些事的確讓我已經很難的一天變得更困難了。

我們沒有開酒瓶或收拾行李，而是坐在那裡，手指掐進掌心裡，心跳加速，緊張的舌頭結結巴巴地說出安慰的話。其實，喬希竟然在沒有複習的狀態下，出人意料、不可思議地、出色地通過全部三科的考試！我們欣喜若狂——這相當驚人。我很驕傲！打從心底的驕傲。但是喬希的臉告訴我，用陳腔濫調的誇獎來轟炸他沒有任何意義，因為他去讀聖安德魯斯大學的夢想已經破滅了。他沒有達到他們要求的成績，也就是拿到入學許可需要的條件，而還降了幾級，考試成績是A、B和D。天啊，我剛剛才又重讀了這句話，我簡直不敢相信寫下這句話的感覺是多麼無足輕重和荒謬。三個英文字母，A、B和D——這三個字母有多麼大的力量。這三個分數是大多數人都會喜出望外的成績！一切是多麼、多麼的荒謬，衡量一個人的聰明才智的方式是多麼愚蠢！喬希成績確實很好，在全國範圍內屬於高等水準，但是當然對喬希來說，這是一個重大的降級，他的分數不足以讓他進入他所選擇的大學就讀。我們不敢想像，他在心理上已經跌落到什麼程度。

「他們……他們不放過我。我……我做得不夠好。」他勉強說著，臉色蒼白，眼角濕潤。

「你做得很好，親愛的，你克服了所有的困難，你真的很棒！」我們在努力，但他只是盯著我們，並用眼神控訴我們是騙子。

西米恩把電話拉到廚房的桌子上，打開他的筆記型電腦。「好吧，我們來看看。」這是一個給各大學公佈仍可釋出的名額的系統，如果學生的成績比預期的更差或是更好，他們就會登錄到這個系統，試著註冊一個課程。這感覺有點像一場虛擬的音樂椅遊戲，讓那些成績不理想的學生去搶越來越少的名額。

「別擔心，喬希！一切都會好起來的。」又是那句「必說」的話，不再能真正說服任何人。

登錄大學和學院入學服務網站後，我們開始翻閱名單，尋找那些提供生物科系名額的大學。事實上聖安德魯斯大學就曾釋出過一個名額，有某個像喬希這樣的年輕人，可能取得了比校方期待的更好的成績，打電話給學校，就得知了錄取的好消息。現在回想起來，這真的是一場鬧劇，好像西米恩和我在演一場很爛的默劇，儘可能拋出一些正面的台詞，來填補震耳欲聾的沉默。

「哦，諾丁漢大學！很好，我們來試試！赫爾大學？哇！實在太棒了！」

我的臉因為一直假笑而疼痛，喬希則兩眼直盯著他的大腿。如果我在這種情況下，沒有任何情緒的拉扯，如果我是一個陌生人，我就會看一眼這個男孩，我會喊停，說這一切都太誇張了，太快了……讓這個孩子喘口氣……不是每個人都得去上那個什麼大學……但我只能說，事後諸葛誰不會。當他出生時，我曾發誓要永遠為他而戰，這正是我在做的事情，西米恩陪在我的身邊，為喬希的入學許可而戰。

我永遠不會忘記我兒子坐在那裡，用顫抖的手拿著電話，撥了一個個號碼，深呼吸，閉上眼睛，說話時聲音震顫，幾乎無法吐出一個字來，當電話在轉接時，他哭了，西米恩和我陪著他一起哭。

「你好，我……我的名字是喬希。我剛剛拿到我的成績，我想知道你們有沒有生物系的名額。」

我們口述我們認為最適合他說的話，讓他把這些話寫在一張破舊的紙上，我到現在都帶著它，它讓我想起那個可怕的早晨，提醒我該把眼光放遠一點：試著當那個能看到比眼前所見更多的「陌生人」，想出不同的解法。我多希望我那天沒有急著幫喬希寫台詞，沒有把電話放在他的手裡，沒有對他說：「你覺得去斯旺西大學怎麼樣？」而是問他：「這是你想要的嗎？你認為讀大學適合現在的你嗎？」

最後，亞伯丁大學給了他一個名額，給了他一絲希望。如果可以，我一定會跳進電話線，去親吻電話那頭的女人。她給了他一條生命線。我知道他可能不會接受亞伯丁大學的入學許可，他對這個地方一無所知，也不認識任何人，但這不是重點。有人想要他。如果你看到你的孩子像是被全世界放棄一樣，那這個名額真是意義重大。

「哦，喬希！亞伯丁！多棒啊！亞伯丁！」我興奮地說道。「那真是太美好了！亞伯丁！我想它是在海岸邊。你喜歡大海，你可以去乘船！我想那裡也有很多山，可以讓你爬山健走。」

「爬山？」西米恩疑惑道，委婉地點出喬希這輩子從來沒有爬過山。

「你去過亞伯丁嗎，媽？」喬希悄悄地問。

「不，我沒去過。」我不得不承認。

「你知道它到底在哪裡嗎？」

「呃，不，我不知道，不太知道……」

我想我們全都笑了，這是那天第一次也是最後一次笑。而事實上，如果那是喬希想要的，我們當然會支持他去那裡唸書的決定。但是當我在地圖上看到，學校和家裡這段距離是將近九小時的車程，也沒有直達的飛機航班，我才開始產生疑慮。萬一喬希需要我們的幫忙或支持時，我們不可能很快趕到他身邊。最後，南安普頓大學的入學邀請寄到家裡，這所大學離我們家只有幾個小時的車程。西米恩和我都大大鬆了一口氣。但喬希似乎對這一切都有點狀況外，且無動於衷。

想到這裡，我的眼淚不由自主在眼眶裡打轉，心中有一股深深的憂傷。這是我第一次看到喬希處於焦慮不安的恐慌狀態，這是一種折磨，我感到無能為力，無法插手，也不知道該說什麼或該做什麼。我深深厭惡這一天。我有時還會夢到這一天，這真是奇怪，因為在喬希的情緒或身體上動盪的旅程中，比這天糟糕的日子太多了，但這一天卻讓我難以忘懷，我一直想弄清楚為什麼。

很明顯，這一天對我來說太重要了，這一天迫使我面對一些難以接受的事實，包括我曾努力讓喬希留在我認為最適合他這樣有閱讀障礙的孩子的學校，還有我曾把大量資金投到某幾個教育系統中的這個決定。我希望他能考好，來證明我過去每月省吃儉用，繳交高額的學費是個值得的決定。我希望我省吃儉用，沒花在一台好車、一件好衣服，甚至一次理容院的體驗，都可以值回票價。我為我早年養育喬希的一切艱辛找一個值得的理由。我也想向那些曾經排斥或惡待喬希的男孩，以及他們嗓門很大的父母展現我兒子的成功。我想向他們證明，他不僅參加了比賽，而且還在取得勝利！但現在我並沒有為這些感覺感到驕傲，一點也沒有。

我們感謝南安普頓大學的入學邀請，但我們同時也意識到，還有很長很長的路要走，才能讓喬希做好上大學的準備，卻只有很短的時間去完成。我們又一次開始為一個荒謬的、無法實現的時間表陷入恐慌。西米恩和我仍然在盲目地奔跑，伸出手臂，閉著眼睛。

喬希立即回應了南安普頓的入學邀請，確認他得到一個名額，但是他同意的方式，只是敷衍地點一下頭，我原本以為會有更多——如果不是高興得翻跟斗，至少也該明顯鬆了一口氣。他幾乎是在心不甘情不願的狀況下打開朋友和家人寄來的「祝賀」卡片，然後把它們扔到一邊，就直接回到床上了。我想這是我第一次質疑，他是否像我們在此之前所相信的那樣，會「好起來」，會回到我們所認識和喜愛的那個喬希。我想念那個非常會說些機智、有洞見的俏皮話的男孩。我不得不懷疑是否有其他東西在起作用，抑制了他感受快樂和享受樂趣的能力。掙扎了一段時間後，我開始閱讀關於憂鬱症的文章。我的眼睛仔細盯著 www.samaritans.org 上列出的症狀清單：

- 缺乏能量或感到疲憊
- 總是感到疲憊不堪
- 出現「腦霧」，發現很難清晰思考

- 發現很難集中注意力
- 感覺坐立不安，煩躁
- 覺得想流淚，無時無刻想哭
- 不願與人交談或與人相處
- 不想做你通常喜歡的事情
- 使用酒精或藥物處理情緒
- 發現難以應付日常事務和工作

我原本希望，我的這次研究能證明我的擔憂沒有根據，但是這張清單卻讓我全身顫抖。我的兒子有幾乎所有上述的症狀。這是一個警訊，也是我第一次使用憂鬱症這個詞。這個詞我現在已經很熟悉了，它徘徊在我的意識邊緣，無論我做什麼，和誰在一起，或身在何處。若有人誤用這個詞，會讓我的汗毛直豎，腸胃翻攪。

憂鬱症。

我把這個詞唸出來，感覺像一個重擔，一塊尖銳的石頭卡在我的喉嚨裡，讓我無法說話和呼吸，坦白說，很痛。

我想了一下這個詞，我聯想到失敗，垂頭喪氣的、破碎的、躺在床上的人，他們的眼圈被淚水染紅，還有一份蒼白的、揮之不去的漠然把他們嵌進悲傷的圖畫裡。我不想再給喬希貼上標籤了，因為他一生都在被貼標籤，但是在內心深處，我希望他能告訴我他覺得自己可能有憂鬱症，因為至少這樣我就有方法可以解釋，或至少有助於理解他的症狀和行為。如果他能看著我的眼睛告訴我他有憂鬱症，我就能看著別人的眼睛告訴他們我的兒子有憂鬱症，這樣就可以終結那些含糊不清的關於他感覺有點「不舒服」的耳語——這個詞我對家人和朋友使用都令我感到羞恥，天哪！那到底是什麼意思？

不舒服？

光是寫下這句話我就感到很火，只能想像一個憂鬱症患者聽到這句話時作何感受。你能想像生活在一種長期的疾病中，它侵蝕掉你之所以為你的一切，還有人把你說成是「有點不舒服」嗎？

再一次，我必須道歉……對不起，喬希。

當時的我笨拙無能，試圖用微笑來掩飾，讓一切都變得美好，卻一點都不知道我的孩子正在經歷什麼。我只是讓事情變得更糟而已。

「憂鬱症」這個標籤可能是有用的，至少是個生活的指標，讓我們知道該怎麼面對問題。可是同時，我也痛恨這個標籤黏在我兒子身上。

對我來說，承認這一點是可恥的，但我確實不想要他這樣，不希望他成為那樣的人——諷刺的是，當然，**他已經是那樣的人了！**

其實，我不希望他告訴我他有憂鬱症，因為我真的不知道要如何處理這個訊息。於是，我開始試圖自己找出答案：

我們該如何治療？

哪裡有治療方法？

有藥可以吃嗎？

有沒有專門的醫生可以看？

有沒有可能去哪裡的陽光下坐一坐，然後回來你就完全好了？

快走一趟會有幫助嗎？

喝媽媽自製的湯，會有幫助嗎？

抱一下呢？

我知道，我知道，荒謬，一切都很荒謬。事後看來，我可以告訴你，其實沒有那麼複雜。在我的內心深處，我知道我們對抗憂鬱症的旅程即將開始，我不知道應該走哪條路線，背包裡應該帶什麼東西，甚至不知道我們要去哪裡。

在喬希離開家去上大學和班開始上大學之前的幾週裡，我的兒子們在精神健康方面有非常明顯的差異。我們會在樓梯間對班低聲說話，告訴他喬希不太舒服，同時鼓勵他出去找找樂子，揮手讓他晚上出門去，讓喬希好好入睡。希望如果他睡得夠久、夠深，就能出現「煥然一新」的狀態，可能醒來時大大伸一個懶腰，打一個哈欠，腳步輕快——哈利路亞！當然，我們現在知道這對憂鬱症患者是不可能的，因為甚至連下床、洗澡或梳頭都太難了。但儘管如此，我們仍在觀察和期待著，為他準備營養豐富的飯菜，讀給他聽招生簡章中的部分內容，關於南安普頓大學有什麼好東西——「哦，喬希，你看，一個電影院！」——我想，我是希望咖啡館、酒吧、俱樂部、滑雪板社、攝影社等等，可以稍微讓他感到興奮。但是沒有，要說有什麼差別，我會把他的情緒形容為不甘心。他很安靜。西米恩和我不停聊著，我們認為等他去到學校並融入其中後，學生生活會完全吸納他，希望他身上能點燃我們深深懷念的火花。

在一個寒冷、晴朗的週日早晨，喬希躡手躡腳地走下樓，坐在廚房的桌子旁。他看起來面無表情，頭髮油膩膩的，還穿著睡衣和浴袍。就在前一天我們才開始整理他上大學會需要的東西——新的羽絨被、筆、盤子、餐具……我彷彿能聽到時鐘滴答地響，他的離家日正在倒數計時，而他的狀態卻是這樣。我不知道該做什麼，恐慌之中，我知道我需要做些事情。我為家人做早午餐，西米恩在花園裡弄盆栽，班在床上看電視。我一邊忙著手頭上的事，一邊對喬希說話。

「喬希兒，我剛在想我認識的一些人，他們有憂鬱症，我不是說你有——」我小心翼翼，給他一個可能不準確或沒有幫助的跳板：「我想他們所說的或提到的很多事情，和他們的行為，嗯，似乎跟你說的或提過的事情，還有你的行為方式很像……」

他看著我，表情和他剛出生時一樣敞開，那雙帶著疑問的眼睛盯著我看，說：

「真的嗎，媽媽？你這麼覺得？」

如果換個日子，換個話題，我可能會笑著說：「沒錯！有可能……」

但現在不是笑的時候；我們在討論喬希的大腦，他那美麗、聰明、獨特、神秘，有魅力的大腦，而我們基本上是在說它有點故障了。

「那麼，你認為你可能有憂鬱症嗎，喬希？」我以一種幾乎像唱歌的方式慢慢推進，再次試圖化解我嘴裡直接向他發射的語言炸彈。我背對著他煎蛋，同時看著爐上的鍋子，我屏住呼吸，等待他的回應，等待一個尖銳的、好笑的、有智慧的反駁，用只有喬希才能做到的方式……但是他什麼也沒說。所以我轉向桌子，擠出笑容面對，而我看到……我的兒子在哭。我已經長大的兒子坐在那裡，斗大的淚珠從他的臉龐滑下來。他哭得像個孩子，一個受傷的孩子。

「我累了，媽媽，」他從被悲傷扭曲的嘴裡擠出一句話。「我真的好累。」

我不管爐子了，我看著他，因為我的痛苦和他一樣深。他低著頭，心碎了，腫脹的紅眼圈掛著淚水和一種蒼白的、令人不安的冷漠無感，將他鑲進悲傷裡。

這就是，憂鬱症。

喬希正在遭受憂鬱症的折磨。

這個詞我聽過很多次，對它的理解卻很少。不就是人感覺有點不舒服的一個通稱嗎？我記得我那時想，如果你用了憂鬱症這個詞，感覺並不會很快治癒，大家總是呼籲「與憂鬱症共存」和「與憂鬱症作戰」，而不是輕鬆回憶「我曾經罹患憂鬱症」。憂鬱症是一種對人生的巨大打擊。可笑的是，到了這個階段，我仍然希望喬希能恢復輕快的腳步，去上大學。我放下鍋鏟，把喬希抱在懷裡，他哭著，我從他的肩膀看過去，看到花園裡的西米恩，我記得我後來向他敘述這一段時，讓西米恩對喬希早日康復的希望破滅。我心都碎了。

我輕聲問道：「你還想去上大學嗎？」

「想。」

「你確定嗎？因為……」

「確定！」他打斷我的話。

「你想去找人談一談嗎，喬希？找醫生？」

「不要！」他大叫。

「他們可能可以給你一些幫助，或是什麼建議？」

「不！」他又怒吼了一次，把我推開。

我記得我看著他從桌子旁跳開，跑上樓梯。我心想，那麼，我們現在到底該怎麼辦？

Chapter

10

喬希

全新的開始

「幸福不過是痛苦人生中偶然的插曲。」

湯馬士．哈代（Thomas Hardy）

等待考試結果的這段時間，感覺就像永恆那麼長；事實上，也才不過八個禮拜。生活停擺了，實際上還滿適合我的。不出所料，我睡了，陷入越來越深的憂鬱狀態，什麼都不想做，只想與世隔絕。然後很奇怪地，成績公佈日那天，是一個情緒化的日子，特別是對媽媽來說，她進入「假裝快樂」的過度運作中，這真他媽的可怕。一切都像慢動作發生，然後突然以閃電般的速度飛馳。我收到南安普頓大學的錄取通知書——巧合的是，我最好的同學也要去那裡唸書。這是羅素集團的大學，在生物學方面有很好的聲譽，我應該很高興，不是嗎？在某種程度上確實是，但我沒能獲得聖安德魯斯大學的入學許可，我的失望超過被南安普頓大學錄取的解脫感，整個事情感覺像是戰敗，像是沒魚蝦也好。我不知道，但我對快樂的能力已經被削減了。就算請到我最愛的歌手為我歡慶，我也是同樣的感覺：有點無所謂，幾乎無動於衷。回頭來看，我知道這是對我的心靈狀態的重要線索。

從拿到入學通知到真正搬到南安普敦，似乎沒有多少時間。由於過去的幾個星期裡，我一直處於某種昏迷狀態，我開始悄悄地感到恐慌。我對認識新的人和到陌生的地方生活的前景感到忐忑不安。上課和學業可能是什麼情況，這些都無法想像。每個人，從家人到朋友，甚至我還沒有見過面，在網路上聊天認識的未來同學，都不停地告訴我，一切會有多美好，以及我有多幸運能取得一個名額。我覺得我沒有選擇，只能順其自然。但是，我並不覺得有多好，我也不覺得自己很幸運。事實上，我的感覺完全不是我曾經期待的那種冒著泡泡的興奮感，而是更接近恐懼的感覺。我很害怕，但無法準確地說出我在害怕什麼。保持沉默更容易些。

我也希望到一個新的地方、擁有新的開始，可能幫助我擺脫困擾我的疲憊和悲傷的感覺。我還希望，在我搬進宿舍的時候，那讓我搞砸A級會考的無法集中注意力的問題可能已經消失了。但是內心深處，我從未對人透露的是，我很懷疑。我沒有和任何一個朋友談過我的感受，沒有對任何人提起。我覺得這是很私人的事情，不能與人分享，同時我也一直責怪我自己：我他媽的是怎麼了？我有什麼毛病？其他人都活在夢想中，而我卻連這一點都無法做到。人們對生活的熱情只會使我感覺更加孤立和異樣。

在我去上大學之前的週日早上，媽媽第一次向我提起憂鬱症。使用這個詞是一種釋放，甚至是一種解脫，但也是可怕的和痛苦的——大聲說出來使它成為真實，而且一旦說出來，就沒有回頭路了，精靈已經跑出瓶子。回想起來，我覺得如果我們能更深入了解並更多談論發生了什麼事，以及罹患憂鬱症的實際意涵，可能會更好。我認為我們沒有這樣做的原因是，我們當時都認為這個話題很尷尬、很令人難過。我也一直在想，我雖然有些症狀符合，但有沒有可能我沒有那個毛病？我想我們當時是在否認，也很害怕。

我對上大學興趣缺缺。我一直在等待興奮感的到來。但它就是沒來。不過，我確實覺得我在做我應該做的事，特別是我的朋友全部都選擇升學，我也沒有其他選擇，順著這個偉大計畫走感覺更容易些，而不是反對它——就算我有足夠的力氣那麼做。當時的我相信，我可以藉由去南安普頓來擺脫我的憂鬱症問題。事實上，與其說是相信，不如說是盲目盼望，以為我的大腦會因此開始啟動。

當媽媽提起憂鬱症，我只想叫她閉嘴。這件事太難以啟齒了，我不想討論，也不想承認，這已經超出我能應付的範圍。在第一次討論後不久，我在網路字典搜尋了這個詞的定義，是這樣說的：

憂鬱症〈名詞〉：

嚴重沮喪和頹廢的感覺。

「自我懷疑悄悄發生，並迅速轉化為憂鬱症。」

憂鬱、痛苦、哀傷、不快樂、悲傷、悲哀、陰沉、陰鬱、沮喪、心灰意冷、絕望、萎靡不振、情緒低落、心事重重、喪氣、挫折、絕望、孤立、憂傷、情緒化、悲觀、絕望。

我讀了幾遍，然後坐回椅子上，知道如果我把我的回應打勾，那會是：是，打勾。以上所有皆是。

我選擇不再多說什麼，不想深入討論，我還沒有準備好承認這種精神疾病，這不僅令人不忍聽聞，而且也讓我怕得要死。要是讓我想像一個憂鬱症患者，我會想像一個虛弱，軟弱，消瘦的人，還有那些很難想像會發生在自己身上的一切，很令人恐懼的事。

精神病——彷彿是關於你的大腦不得不承認的最糟糕的事，對其他人也同樣難以承認。我希望，真的希望，這可能是錯的。也許不是憂鬱症，也許它會消失，我的心情會好起來，我會開始實現夢想，研讀生物學。

媽媽和西米恩開車把我從布里斯托載到我即將就讀的大學。我注意到，有些人已經結伴同行，我感到不安。要怎麼成為這些人其中的一個？那些會聊天的人，他們可以和完全陌生的人閒聊，還約去喝啤酒，這對我來說完全不可能。我做了我最擅長的事，把頭低著。接著我們到了宿舍，讓空蕩的房間塞滿新枕頭、一件羽絨被和其他從宜家買來的各種物品，試圖讓平淡又令人反感的房間看起來不那麼平淡和令人反感。我記得媽媽在那個小房間裡忙來忙去，把空間填滿，把書擺到窗臺上，把筆放進筆筒裡，在地板上鋪了一塊明亮的地毯。她的存在和她拆東西時不斷發送的嘮叨讓房間看起來更小了，這讓我很煩，也在意料之中；我知道她想的是，如果她能讓我的房間看起來很「舒服」，就像任何電影或行銷印刷品中其他的學生房間一樣，我就有可能表現得像其他學生一樣。她真的搞不懂。這讓我很生氣，氣到我不想說。她總是有這種「處理事情」的傾向，我知道她的出發點是好的，但在那一個特別的日子，從我的角度來看，這只是讓事情變得更糟，而她就是無法明白，這讓我很煩。這也讓我理解，她不知道憂鬱症和外在事物沒有關係，它是關於內在的。

我想我發了脾氣，要她不要大驚小怪，趕快回家去。她已經做得夠多了，從幫廚房的小小櫥櫃補滿貨，到把各種廢話塞到我的告示板上。但我只想要一個人待著。睡覺。

媽媽哭了——震驚、害怕——但他們離開了，我馬上躺到床墊上，閉上眼睛。就在這時我開始意識到，這種感覺，這種在黑暗中蠢蠢欲動的疲憊，並不在意我躺在哪裡的床墊，也不關心我住所的變化，它永遠都有辦法找到我，吞噬我。當我閉上眼睛的那一秒鐘，我知道我和憂鬱症的關係並沒有像我希望的那樣已到盡頭，事實上，這個新房間，感覺是一個讓它茁壯生長的完美環境。然而，我還是什麼都沒說，部分原因是我不希望這是真的，另一部分原因是，我不想再讓我父母擔心。這是我來到學校的第一個小時，我很害怕，真的很害怕，我想逃跑，我想睡覺，我想待在家裡，我想有同伴，我想一個人。我不知道我想要什麼。我感到完完全全被壓垮了。

到晚上，我一直待在房間裡，幾乎就是躺在床上。我的能量很低。我透過窗戶聽人們聊著學生生活，我記得我在想，如果我能按下一個按鈕讓自己消失，我真的會這麼做。然而，我並沒有把這種想法等同於自殺，在那個時候沒有，但也許那也算是一種自殺的念頭，我不知道。我覺得自己離一切正在發生的事情有點遙遠，有點像個旁觀者，儘管我身在其中，四周都是噪音和喧囂，而我，只是獨自在我的房間裡。

在宿舍住了幾天之後，我就很明顯地發現我不太想出去，社交焦慮和疲憊意味著應付我的個人事務管理——像洗衣、煮飯和打掃這些事，將會非常地困難。忽略一切去睡覺感覺容易多了，所以我就這麼做了。

諷刺的是，我還是屁股從床上挪起來，去參加新生說明會，了解如何充分過好學生生活，也聽了如果你感到孤獨時該怎麼辦的講座。組織社交活動的唯一目的，是讓人們可以彼此認識。有一個基督教團體的人，可能還拿了一個三明治給我，但這一切在我腦子裡已經有點模糊不清了。我只知道我當時很迷惘，我真的不知道該怎麼辦。

我儘可能適應大學的生活。我大多數同校的朋友把離家看成是他們開始自由體驗人生的機會。自由！對我來說，這是我沉入那個我已經窺視了很久的黑洞的機會，不用擔心媽媽或西米恩從樓梯爬上來，在門口探頭探腦地查看或給我送飲料。所以我想這本身就是某種形式的自由，只是和我的同學非常不同。

我住的是單人房，沿著一條安靜的、人工照明的走廊排列，看起來就像城外工業區任何一個不知名的辦公街區。

我的走廊上的生活是……嗯，我的走廊上沒有什麼生活。我原以為有獨立衛浴的單人房會讓人心情愉快，實際上卻很孤單。頭幾天，我躲在房間的地板上，聽著別人安靜地來來往往，但我知道，如果我不走出房間，強迫自己和人打交道的話，這種孤獨感只會加深。

媽媽、西米恩、外公和外婆不斷打電話或發簡訊給我，興奮地問：「你交到朋友了嗎？你過得好嗎？」

他們的問題，無論多麼善意，都感覺是一種壓力。謊稱「有」，好讓電話那頭迴響起他們鬆了一口氣的歎息，當然更容易。至少他們因為這個謊言能有一夜好眠，然而他們的寬心，又再次證明我的孤單是一種失敗。我覺得自己又是那個背對著全班坐的男孩。

我用盡我全身的力氣，才離開了房間，冒險走到下一層樓，去敲一間合租公寓的門，聽起來裡面像是在開派對。我真的做了。這些人是陌生人，但我知道如果我不走出那個房間，就會形成一種模式，對我不會有任何好處。我覺得自己很突兀，很尷尬。這和主人完全無關，他們人很好，很熱情，一切都出在我混亂的大腦。

這間公寓裡的人後來成了一起喝酒一起去夜總會，甚至一起打橄欖球的同伴。打過一兩次以後，我的身體非常不舒服，以至於我的身體再次使我參與熱愛運動的渴望受挫。

在那時，我並沒有完全被憂鬱症吞沒，有一些日子比其他日子好，我覺得能夠與人交流，世界看起來不那麼灰暗，我可以去上課，當一個「正常」的學生。這些「正常」的時段可能維持一天到一個星期左右不等，這些日子給了我希望。

現在回想，我可以知道我是用酒精來自我治療的。我喝很多，不是每天都喝，但我保守地猜測，七天之中有四天我都在喝酒。我無法完全記得我到底喝了什麼或喝了多少，但我知道那是一個很可怕的數量，烈酒和啤酒混著喝。我不能撒謊，有幾個很開心的熱鬧的夜晚，感覺人生很好，喝醉酒以後，我覺得自己能夠像其他年齡和地位相仿的人一樣，和同儕社交和混熟。我想任何在那些晚上遇到我的人，都會看到一個自信、外向的人，完全不知道我正在經歷什麼，也不知道我的人生發生了什麼事。我喜歡能夠活在當下，沒有憂鬱症的束縛，最重要的是，我感覺自己有能力應付。我也喜歡喝多了之後不省醒人事的失憶感，這種逃避紓解了我每天如影隨形的焦慮。

我長久以來一直認為，取得大學入學資格和學習我喜愛的科目是非常棒的事。事實卻非如此。學期開始時，我去聽了幾次課，甚至試著做一些課程作業，但僅此而已。回想起來，我明白南安普頓大學的教學水準是一流的，但是當時我的心態不對，以致無法善加利用，寧願睡覺和躲起來也不願意投入其中。而且不像中學時，這裡沒有人管你是否出席。我只完成最起碼的要求，過完這一個學期，又一次倚靠過去所學的殘餘知識來過關。然而，我知道長期下來，我不可能走多遠，我想我已經在心理上接受了這一切最終會破局的事實——只是時間早晚的問題，而不是會不會。這種等著被曝光的感覺，對於我的精神狀態毫無幫助。

期末考很快就來了。我接了爸媽的電話，向他們保證一切都很好。對我來說，這是一段很可怕的時間，我盡全力掩飾。我感受到非常龐大的壓力，幾乎四十個小時沒睡覺，複習、臨時抱佛腳、喝咖啡、小睡一會、再多念一會書。我像是跛著地走到考場，參加考試，感覺就像快死了一樣，然後幾乎是爬著回家，倒頭就睡。考試之後的睡眠，通常會持續很多個小時，然後，端看下一次考試的時間為何，我會醒來，整個可怕的過程會再重複一次。我清楚記得某次考試中，我的手抖得很厲害，幾乎沒辦法控制滑鼠，這只是又一個例證，說明睡眠不足加上壓力和高濃度的咖啡因，會對我的精神和身體健康造成多大損害。

我不知道發生了什麼事，我覺得自己在狀況外。我很困惑、茫然和害怕。我無法進入一個常規模式。我繼續在晚上和我的新朋友們社交，我不認為他們知道我真實的狀態，我感覺世界已經傾斜了。我用指尖緊緊抓住一條狹窄的窗緣，但我知道只是時間問題，我遲早要放手，然後急速下墜，再下墜。

只有一件事比日復一日地呆在南安普頓索然無味、亂七八糟的宿舍更令我害怕，那就是我得回家，繼續假裝。

但我知道，這也是不可避免的。

Chapter

11

艾曼達
生活步上正軌

「我們的整個人生，不過就是與內心的黑暗不停鬥爭。」

亨里克．易卜生（Henrik Ibsen）

我們把喬希留在南安普敦的那一天是個痛苦的日子。西米恩開車送我回家，我淚流滿面，這與我想像中電影裡帶著愉快笑容的告別相差甚遠。我非常想打電話去問他好不好，但正如西米恩說的，這一切都是為了讓他獨立，讓他有信心獨處，如果我每隔幾分鐘就追著他問，好像我不相信他能應付得了似的，這對他沒有好處。他當然是對的，但是沒能減少我的掛慮。

我記得當我們回到家裡，我對西米恩說：「你讀過一些關於讀大學的孩子發生了可怕事情的報導，你覺得喬希應該不會做什麼傻事，對吧？」

他隔著桌子看著我，說：「比如呢？」

我無法說出「結束自己的生命，自殺」這樣的話。

所以，我只是盯著他，直到他把手放在我的手臂上說，「不可能。他永遠不會做這樣的事情。他是一個聰明的孩子。」

第一天結束時，喬希在睡前發了一個訊息，說「一切都好」——這是他的習慣的回覆，看到這幾個小字閃現在我的螢幕上，讓我好睡了很多。

而且事情確實變得容易一點。一點點。沒有任何緊急電話或災難威脅襲來，我們夫妻也逐漸放鬆。西米恩和我越來越親密，花更多的時間在一起，去看書展，傍晚時分在布里斯托碼頭散步，不讓孩子成為我們唯一的話題。班在當地的一所大學讀書，但從未回家，他享受著美好的社交生活，如果不是參加社交活動，就是跟團隊一起運動。至於喬希，我們定期去南安普頓看他的時候，或是他回家過週末的時候，他絕不會躺在床上。他的電話很簡短，我們固定的聊天也是敷衍了事，但他說他過得很好，常出去和別人見面。我相信他，同時我也開始想，也許「憂鬱症」這個詞用得有點太早了，我覺得很感恩，甚至鬆了一口氣。就在這個階段，我放鬆了警覺。他沒有給我任何實際的暗示說他遇到問題，我還暗暗期望，他急著結束我們的談話是因為他有什麼要緊或有趣的事情在等他。

為孩子們提供一道安全網，讓他們知道當他們需要我們的時候，我們就在那裡。我認為我仍然相信，或者想要相信，他們需要我，但這更多是基於我對母親角色的依戀。想到喬希離開我之後似乎過得更好，這個想法很痛苦。難道這代表我才是問題嗎？我發現這麼想很難受。

我仍然對每一次的聯繫或不聯繫都懷著擔憂，經常問：你覺得孩子們還好嗎？

西米恩總是點頭。好幾個禮拜的時間過去，我的擔心逐漸平息，可以說，當接近喬希在南安普敦大學的第一年結束時，我感到完全樂觀。不僅是樂觀，而是振奮，甚至是快樂！每個人都說，如果他能沒有意外順利度過第一年，那麼接下來就會一帆風順，我也同意，而喬希顯然正在起飛。我的證據是，他沒有跑回家來尋求床的庇護，而是留在大學裡，似乎正在擁抱大學生的生活。

我很高興孩子們終於一切順利了，我同意西米恩的看法，我們沒有什麼好擔心的。就在這一年，喬希上大學的第一年，我們終於打開了酒瓶，舉杯慶祝。我的兩個兒子都已經安頓好，我睡得很香。班在大學裡打造自己的生活，成為一位和善的年輕人，喬希克服了那段最可怕的日子，我為這一切感到非常自豪。我沒有承認，甚至連對自己也沒有，就是當我在社群媒體上看到關於喬希的貼文時我的擔憂。喬希臉書牆上的貼文，從來都不是他發的，而是被某個朋友標註。喬希被標註的每張照片中，他都是喝醉的、歪歪斜斜的、浮腫、睡眼惺忪，或是真的不省人事。

西米恩和我討論這個問題，同意我們應該注意他的飲酒情況，在他下次回家時和他聊聊他喝酒的壞習慣。但我們還是很高興，也很放心他有一個新的朋友群。我們把這些有點令人不安的貼文合理化，理由是所有的學生都愛喝酒，不是嗎？大學時期不就是他們嘗試新體驗的時候嗎？把那些負面的東西從他的系統中清除的時機？當他躺在床上，拒絕與任何人接觸的時候，這不正是我們所希望的嗎？我的上帝，一想到那個男孩，那個用像胎兒的姿勢連續睡上好幾個小時的男孩，想到他可能在夜店裡玩得很開心——喔，那曾是我夢寐以求的事！此外，除了我們每週的聊天之外，喬希與西米恩談話的頻率越來越高，我們每個月至少會到南安普敦一次，帶他去吃個午飯或喝咖啡。身為他的媽媽，我相信，如果有什麼不對勁，我一定會發現。我一定會察覺到……

我一直引以為豪的是我跟喬希很親近，以及我對他直覺的關注通常是對的這個事實。這些信念在他第一年的成績出來以後得到了驗證。喬希取得了高分，我非常為他高興。我們的孩子正在拿學位的路上。生活步上了正軌——不僅僅是正軌，生活太美好了！

喬希在九月開始第二學年之前，回家渡過漫長的暑假，他的精神狀態似乎相當好，當然，有一點沉默也有一點累，但我們知道他一直在蠟燭兩頭燒，很高興他能有一點時間休息。他、班和一群朋友幾個月前就決定去旅行，我們鼓勵他們去，告訴他們要好好利用假期，不要等到以後被帳單和房租追著跑，又抽不出時間時，想去做這樣的事就更難了。我從小就被教育，相信人生中能做的最好的事就是出去與人們交談，和所有的人接觸。那就是我們學習的方式，打破藩籬，成為更廣大社群的一份子。如果經濟條件許可的話，這也是我很想在年輕的時候做的事。

我希望我的孩子們可以過得不一樣，我為這趟旅程感到興奮，同時也希望這可能給喬希帶來他所需要的自信，有一個機會去瞭解自己和自己在這個廣闊的世界上的位置。他們確定了路線，計畫去柬埔寨、泰國、越南和馬來西亞——欣賞風景、參加派對，和其他旅行中的夥伴見面。我很羨慕他們有這樣的機會。

我們看著他們把所有必需用品裝進背包，在離開的前一天晚上，我們坐下來吃晚飯。孩子們很健談，很興奮，但我們看得出來，他們外表的自信底下是某種程度的小心謹慎。這也很正確，進行這樣的人生冒險，不是完全沒有風險，但我們認為克服這些危險，和不可避免的出錯，都是他們學習成長的一部分。

有一件事打壞了計畫。學期結束時，喬希必須搬離名額有限的宿舍，於是我們租了一間破舊的學生合租公寓房間，把喬希的物品先搬到裡面。喬希被分配到屋頂上的房間，這在文件上看似很好，直到我們發現他超過一百八的身高，無法在房間裡面站直。我們把他的東西扔到下層樓的一個小房間，由於房間數量足夠所有住戶使用，我們天真地以為這不會佔用到任何學生的空間。然後他們都會和諧地生活在一起。

我們實在錯得離譜！就在他們出發去旅行的那天晚上，我們坐下來吃飯的時候，我接到一通非常憤怒的學生的電話——顯然，我們把喬希的物品搬進了這個男孩的房間。我的天哪，那次的談話令人震驚，對方非常憤怒，而長久下來唯一受到影響的人是喬希。他目前最不需要的，就是這種為明年的住宿問題而焦慮的感覺。我看著他的臉沉了下來，說他不想去旅行了。他的態度很堅決。那通電話和後來為爭奪一個笨房間發生的爭執，讓他的焦慮以我們無法想像的方式探出頭。

我氣炸了，也很痛苦。這次旅行是經過長期的計畫和努力存錢才成的，是他去這個世界見識一下的機會。他明天就要登上飛機，外幣都放在錢包裡、護照和機票都在口袋裡，衣服也洗乾淨、燙好、捲在背包裡了。我們努力說服他，一切都會沒事的，他不應該讓一些過份激動的吼叫剝奪了這個一生只有一次的旅行。西米恩和我相信，如果他不去的話，他不但會後悔，也會讓他之後更退縮，認為這種冒險和樂趣只屬於其他人，而不屬於他，不屬於喬希，那個背對著全班坐的男孩。我們勸他上路。

這個決定正確嗎？我不知道。我一直在想這個問題。身為他的媽媽，我只能看到所有這些小小的判斷錯誤，最後導致他想要結束生命。你也可以說這是壓垮駱駝的其中一根稻草，每一個事件、一句話、一次經歷，都一起構成二〇一六年十一月那個可怕的日子。

他同意去的時候，我立刻又陷入天人交戰：如果他們遇到困難，他能夠應付嗎？如果他臨時需要我們，我們該怎麼辦？我很不願意把責任放在班的肩上，儘管後來發現，他們大部分時間都是分開旅行，前往不同的國家，我想是因為班覺得喬希在情緒低落時很難相處。在他們旅行期間，喬希發給我們的簡訊或零星的電子郵件裡的訊息都是正面的：「一切順利。旅店很好。晚點見。」

沒有什麼麻煩出現，但也沒有什麼值得欣喜的事件。這種沉默沉悶的溝通模式，在過去一年多來已經在我們之間逐漸定型。

幾個月後，他和班從旅行歸來，他的心理狀況達到一個新的低谷。我曾希望，不只是希望，我還祈禱他回來的時候是腳步輕快，笑容燦爛的：儲備好未來一年的活力，或者說重新找回對生活的熱情。我又一次天真地以為（我得寫多少次這個詞才能讓我的內心不再感到羞恥的煎熬？）離開家裡和大學到處旅行，是一個讓喬希喘息的機會……我再次發現，我把他的旅行建立在自己的經驗上，因為當有事情讓我頭痛，或者有個問題需要解決時，換換風景，或在沙灘上走一走，就能幫助我恢復平衡。但是對喬希來說，似乎並非如此。

我迫不及待想聽聽他們在那些我沒去過的國家裡所有的冒險經歷，也真的期待翻閱他們無數的旅行照片，那些寺廟、海灘、酒吧和陌生人的面孔——讓我能透過照片將自己代入，體驗旅行的樂趣。我做了一頓晚餐，把啤酒放在冰箱裡，心中充滿興奮地等待男孩們從門口進來……

喬希從旅行回來時，表情非常地憂慮，我的心沉了下去。他擠出一個很緊繃的笑容，說他玩得很愉快。這一切讓我感覺很難受——而且我第一次開始明白，沒有任何地方或經歷能使他快樂。另一方面，班很高興地回來，有了一種新的沉穩的自信。他一再地說，他度過了超棒的時光，遇到一些很精彩的人，看到一些很奇妙的事情。我們都同意，旅行、克服障礙、然後安全回家並非易事——見鬼，這些孩子們不久前還以為可以用側放的烤麵包機做比薩餅，以為製作火箭，從房子上空發射，險些打中鄰居的汽車不算什麼問題。毋庸置疑，我很高興他們能毫髮無傷地回家，他們避開了所有的災難。我非常清楚地記得喬希的臉，曬得黝黑，頭髮需要剪了，沒有刮鬍子，看起來有點疲憊。我注意到，他的眼神有點空洞。

但很快就發現，喬希不只是因為旅行而疲憊，他又再一次超過了疲憊：他累壞了。兩個男孩走進門來，我親了班，並伸手想給喬希一個擁抱，這可不是小事，因為喬希有一百八十八公分。然而，喬希把頭放在我的肩膀上，哭了起來。我感受到恐懼的顫動，對他的悲傷有點不知所措，讓我的眼淚也湧了出來。我們四個人尷尬地站在狹窄的空間裡，所有歡慶的氣氛都不見了，西米恩和我都不太確定接下來要做什麼。事實上，這一直是喬希掙扎過程中的一個常態，這種無能為力的感覺，而他的家人只是極度困惑，希望能找到解決的方法。將近五年來，沒錯，我們做對了一些事情，但是我們也做錯了一些事情。

「沒事的，喬希……」我悄聲說，這些話現在聽在我耳裡也像一個謊言。他點點頭，但我想我們都知道，事實遠非如此。有一件事是肯定的，那就是，在這麼凝重的氣氛中，沒有人有心情喝冰啤酒或吃慶祝晚餐。

兩個男孩拿出他們換洗的衣服、禮物、露營裝備和收集的紀念品——喬希給了我一個小金佛，是他跟一個寺廟附近的街頭小販買來的，我至今寶貝收藏著。班跳進浴室洗澡，喬希溜到床上去了。一個多小時以後，我去看喬希——他睡得很沉很沉，曬得黝黑的皮膚在白色床單的映襯下顯得有點髒，但這不重要，什麼都不重要，只要我的孩子得到他渴望的休息就好。我把小胖佛放在手掌中祈禱，希望他醒來時感覺更好，更平靜，在眼睛裡有更多的光亮。佛祖沒有滿足我的願望。我在禱告中還提到其他的神，但是祂們也沒有聽見。

這一次，我確實感覺到，事情不太妙。問題是，我不知道該怎麼做。不想打亂他回南安普頓大學開始的第二學年，不想撲滅他期末考試成績的燦爛光芒，我一刻也不想再看他重新陷入自我放逐的狀態，那種情況令人不忍卒睹。我真的相信，去年夏天的憂鬱只是一個小插曲，並堅持我所相信的事實：喬希在南安普頓的第一年過得很好，社交生活豐富多彩，考試成績也很棒，他很開心找到自己的位置。我很想相信是這樣。我多麼、多麼希望那是真的。

他又一次躺到他的床上。

而我的心碎了。

我感覺他的學位課程岌岌可危，同時包括未來幾年的計畫。要是他不回去上大學，那怎麼辦？我仍然相信讀書學習、花時間跟同齡人在一起，同時慢慢長成獨立的人，對他來說是最好的事情。

Chapter

12

喬希
一張旅行門票

「人一生中最孤獨的時刻，是看著自己的世界分崩離析，

而他只能茫然盯著，無計可施。」

史考特．費茲傑羅（F. Scott Fitzgerald）

旅行是一個好點子，可以告訴大家我在過著大家告訴我的夢想：我最棒的人生。多麼好的機會啊！你的時間是自己的，你這個幸運的混蛋，你會遇到新的人，看到世界，坐在海灘上，喝著冰啤酒，與來自全球各地志同道合的人一起徜徉在溫暖的海面上，他們都很幸運地擁有這張旅行的門票。

我試過了，我做到了，但這是個謊言，不是夢想，對我來說不是，根本就不是。想到要去另一個國家，然後再去另一個國家，在毫無特色的機場辦理登機手續，坐在混亂環境中，試圖看懂閃爍的登機告示板，只讓我感到焦慮。在這個時候，我很難回想起我曾期待去旅行的時期——現在感覺更像我只是因為害怕錯過才去的。一切感覺像一場動亂，一種麻煩，或是更糟，擠到悶熱的公共汽車上，沒有個人空間或界限，整個世界壓在我的臉上。我們一次又一次與陌生人交朋友，圍著鍍鋅的桌子坐下，有時成功有時失敗地嘗試解讀菜單。我們的皮膚都曬得差不多黑，穿著棉質短褲，靈活地從冰涼的啤酒瓶上剝下標籤，敘述和其他人完全相同的故事：「越南很美，泰國很熱，馬來西亞很貴……果阿邦好像滿不錯的。」

我試著不讓自己聽起來像個笨蛋，但是失敗了，我沒有力氣對事件加油添醋，讓自己與眾不同，也沒有意願使用我的機智或搞笑。現在，多年以後，我在旅行中度過的每一個夜晚，都保存在記憶中，與其他每一個夜晚融合在一起。在旅店裡和其他旅客分享的故事，對我來說很無聊。在不同國家的陌生酒吧裡，笑聲總像墨西哥的浪一樣蔓延開來，我卻只能點頭和喝酒，不去想那些軼事，也不知道該說些什麼，只是專注於打包和開行李，擔心丟失證件而焦慮，為時間表、換匯和語言障礙而擔憂，即使人們的態度很友好，我只希望他們能放過我，我希望每個人都不要理我。班和我拆夥了，他去了越南，我則去柬埔寨看吳哥窟，那趟旅行很值得，即使我在迷茫的狀態下，我也知道那是一個非常特別的地方。

在某種程度上，我是內疚的。我知道我應該更享受這些經歷，有一百萬個和我同齡的人會因為有同樣的機會而欣喜若狂。許多人在家裡省吃儉用，希望有一天能拿到一張票，看看我造訪的這些國家。是的，好幾百萬的人……只是我不在其中。我常常看著和我一起旅行的人，感到非常孤獨，甚至想逃跑，如果我糟糕的關節允許的話。我覺得自己是這個不可思議的生活中的一個冒牌貨，這個冒牌貨下了決心要破壞最美好的旅程體驗。我幾乎無法與和我一起旅行的人有共鳴，當我用相機捕捉到的令人歎為觀止的景象，感受不到相同程度的興奮或驚奇，我只不過是鏡頭的延伸，但是我意識不到我正在拍的東西以外的事物。

一種空虛的感覺再次淹沒我。這次旅行感覺像一件差事，像是工作。我不相信我這麼寫了，但這是事實。多麼荒謬——我在天堂，但我滿腦子想的只是爬到床上，把整個世界關在外面。當然，旅行本身沒有錯，和我一起旅行的人也沒錯，那些歡迎我的超棒國家更沒有錯。問題在於我。當然，問題是我！我給這些地方帶來巨大的傷害，不是故意，但結果是一樣的。

隨著我日後漸漸了解憂鬱症，我常想有一天再回到這些國家，不帶相機，獨自旅行，看一看，學一學，欣賞一下我匆匆走過，眼睛盯著地板，麻木無感的地方。我甚至可能加入圍著一張桌子的一群人，分享一杯冰啤酒。我甚至可能有一兩個故事可以說……

我在疲憊不堪的昏眩中回到了家。我記得媽媽和西米恩問了很多問題，我招架不住，感覺就像審訊一樣，不管他們的用意有多好，我不想站在那裡，撒謊說著那趟超級棒的改變我人生的冒險。

我想我很難過，真的很難過。

我知道我直接去睡覺了。

我在家的剩餘時間裡，我一直待在那裡，大約三個禮拜。躲起來。

我記得外公外婆來探望我，想聽我旅行發生的一切，我知道他們等著聽我敘述我去過的地方的精采故事，但是所有的事情，甚至和他們說話，感覺就像一件差事。這讓我覺得內疚，因為我明白他們知道我很快樂、過得很開心他們就會快樂，但是我並不快樂，也不開心，我不能假裝。我看得出來，我缺乏熱情和精力讓他們感到失望，但我無法改變。我不知道怎麼做，我甚至已經忘記如何假裝。

到我們再次把行李搬上車，要回南安普敦開始我第二年的生活，感覺就像一瞬間。我當時已經很麻木了。我在家裡的大部分時間，媽媽和西米恩都在我的身邊躡手躡腳，好像我是玻璃做的一樣。事實上他們是對的，我是玻璃做的：如此脆弱，一碰可能就碎了。他們在走廊上小聲說話，慢慢地敲門，在我睡覺時輕輕地踏進房間，這些舉動快把我逼瘋了，讓我生氣。不止一次，我聽到媽媽低聲說，我不知道該怎麼辦……然後我就又埋到羽絨被下，心想：加入我們吧，曼蒂。我知道我很不耐煩，很尖銳，很退縮，這顯然讓他們更加謹慎和緊張地靠近，這只讓我感覺更糟——這情況很糟糕，讓我非常非常不安。一個該死的噩夢。

在住宿風波後，他們共同認為合租的房子對我來說不是一個好地方，當然也不是對我精神健康有益的最佳環境，所以在我出去旅行的時候，他們另外為我找了一間套房。這間套房的內部環境很好：全新的裝潢，有自己的廚房和浴室，還配備了沙發和書架、一張不錯的床、檯燈、圖畫、廚房裡我可能需要的一切，包括杯子和盤子，和一台咖啡機。我記得我那時想，這是一個可以做飯和邀請朋友來住的公寓，如果主人不是我的話。因為我決定不邀請任何人進入我的生活空間。這感覺不像是我的。

我在媽媽的幫助下把行李箱拿出來的物品整理完成。我看著她把植物擺放好，說明如何照顧它們，我沒有聽，她的出現讓我很惱火。自從去到宿舍的第一天起到現在，我的生活沒有什麼改變，當時她做了完全相同的事情。我想這一次我更明白為什麼。她試圖控制她能控制的事情，而她不能控制的事情，比如說我的精神狀態，她是完全幫不上忙的。我只希望她離開我……這樣我就可以睡覺了。啊，是的，我的老朋友睡眠，我的安全毯，我的快樂，我的避難所……睡覺。這是我唯一想到的。

我記得她緊張地在停車場徘徊，站在碎石路上，手裡拿著她的包包，準備開車回家。

「你會沒事吧，喬希？」

「會。」

「你還有點沮喪嗎，你覺得呢？」

「我想沒有。沒有。」

「如果你……如果你想找人談談的話——」

「我不想。」我打斷她的話。

「但是如果你想的話。」

「我不想！」我真的，真的希望她走。

「我能怎麼幫助你，喬希？」

你可以滾開，讓我一個人。我這麼想，但是我說，「沒事。」

「你有過想自殺的感覺嗎，喬希？」她的眼睛搜索我，像在尋找線索。

這是一個很大的問題，最大的問題，我想我期待她更早問這個問題，並不是我已經計畫好我可能會如何回答。談到這個問題，我覺得最簡單的方式就是撇開它。但事實是，我想過這個問題，不是很常想，但我知道，那是我的一個選擇。不過如此而已。我也知道，光承認這樣就會讓媽媽崩潰——那是我無法應付的。我的回答容易多了，不用應付她不可避免的歇斯底里。

「別傻了，」我可能用大喊的，她的微笑代表一種放鬆。

打勾。

打勾。

打勾。

打勾……繼續打勾，喬希，你可以把一切都推得遠遠的。至少我是這麼想的。

我不認為媽媽很愚笨，遠非如此，但這一切都是為了讓她在離開的時候不至於擔心，或者不要讓她在回家後又打給我，把這段對話再重複一遍……我不想處理那種狀況。事後看來，她的詢問和觀察迫使我審視自己的精神狀態，而這是我最不想做的事情，在那個時候，我更願意把頭埋在沙子裡。我還在試圖弄清楚一切，盡一切遠離那些黑暗的想法。

Chapter

13

艾曼達
第六感

「有一個字，能將我們從人生所有的重擔和痛苦中解放出來。
這個字就是愛。」

索福克里斯（Sophocles）

就在喬希回到他在南安普頓的新套房，開始第二年的學業之前，我和西米恩徹夜長談。我們已經了解他現在是一個成年人了，可以掌握自己的命運，不希望他有被剝奪感；但另一方面，他仍然是我們的兒子，我們需要知道如何給他最好的幫助。我們認為唯一的辦法就是試著瞭解喬希的處境，和他可能的情況。看到他沒精打采，和他從旅行回來後的狀態，是時候面對一些真相了：喬希在大學的生活其實可能不像他呈現出來的那麼好。我很擔心他被送回南安普敦，沒有我們的支援該怎麼辦，於是我們聯繫了喬希在南安普敦的教授。這個行動不是我會輕易採取的，而且我知道如果喬希知道的話，一定會大發雷霆。任何未經他同意的行動，尤其是為了收集他的情報而採取的行動，都和我們讓他獨立的養育方法背道而馳。

這感覺很不舒服，但我想知道大學對於喬希有沒有任何疑慮，或者喬希是否有過任何憂鬱症發作的情況。老實說，我是想找個可能以前看過年輕學生有這樣行為的人談談，而且看是否可能，給我一些能幫助我們所有人的建議。我想，我也許可以開始行動，幫助喬希渡過未來的難關。我很小心地寫了一封電子郵件，說明我了解這種溝通可能越線了，老師可能有責任不能透露任何個人資訊，但是，有沒有事情，任何事情，是她可以告訴我的，也許可以幫助我們更清楚瞭解喬希的狀況？這句話是經過深思熟慮才寫出來的，因為我拼命想壓住內心深處越來越強烈的歇斯底里的感覺。我真正想做的是開車到南安普頓，抓住他的老師的領子，大喊：「救救我！救救我們。救救我們。我的兒子怎麼了？我該怎麼做？告訴我該怎麼做！」

她的答覆很簡短，很有禮貌，很專業，讓我知道，如果沒有學生的事先同意，她不能討論或披露任何關於學生的資訊。

就這樣。沒有轉圜的餘地或進一步討論。

我的指頭在鍵盤上徘徊……

謝謝您的回覆。我開始寫。好的，我明白，我了解，但是……但是……如果是生死攸關的情況呢？如果可能有助於我兒子的精神健康呢？如果這可能讓他繼續完成他的學位，而不會輟學呢？（沒錯，我當時的確用了「輟學」這個詞，那時我還沒有像現在這樣深思熟慮。）

我精心擬好回信，仍然很禮貌，仍然試圖喚起這位女士的良知，同時也理解她被行政管理的規定掣肘，無論我揮舞的情感之刀多麼鋒利。我按下發送鍵，同時瞥了一眼小佛像……但是第二封回信也是同樣的公事化、令人失望。很明顯，無論什麼情況，沒有喬希的明確許可，大學不能也不會與我交談。

我深入地想了很久，幾乎把當時所有英國大學的情況都切片檢查，想找出合理的解釋。這是個很難的問題。我理解人情感上的、有時是絕望中的請求必須透過更強大的、更合乎邏輯的系統方法加以調和。在這個數位時代，資料保護是一個棘手的、不斷擴大的問題，個人的網路安全和隱私從未顯得如此重要，我知道，對學生來說，保證他們的私人資訊正是如此。此外，我們在談論的學生已經不再是孩子，他們擁有十八歲以上的成人所有的特權和權利，誰有權在未經他們許可的情況下取得他們的資料？我明白。我也知道，不是所有的父母或監護人都立意良善。事實上，我們知道往往是那些持有黑暗意圖的人希望未經授權取得個人資料，這顯示若不控制和保護資料，有時會導致犯罪和危險的後果。

但我很挫折。儘管這些年輕的成年人從受到學校和家庭庇護的生活中掙脫，踏上成人之路，但是從學童跳到成年學生是一個明顯的轉變，事實上是巨大的轉變！不僅對於學生，對他們的父母來說也是相當沉重的情感和實質上的轉變。我很高與改變正在進行，很多大學已經參與制定《大學精神健康憲章》（The University Mental Health Charter）：「此憲章為一系列標竿慈善機構和高等教育機構為了維護大學生的精神健康所合作制定……獎勵實施優良措施的院校，其將學生和教職員的精神健康視為整所大學的優先事項，並展現提升精神健康和福祉之成果者。」[9]該憲章還致力於探討一個關鍵問題，即是否可以考慮對大學提出明確的要求同意的請求，讓他們能被允許與家長或受信任的人分享學生的心理健康資訊。

在許多學生自殺的悲慘案例中，與家長的聯繫和資訊共用這一塊，都被認為亟需改善。BBC新聞報導了二〇一八年五月去世的布里斯托大學學生班．默里的情況。他的父親在審訊中說，「如果一個努力取得A的新生沒有來上課，你應該聯繫他，而且應該通知我們，他的家人。」默里先生說，他們夫妻「不知道」有什麼問題，而且感到「很痛苦」的是，在校方發現他「沒來上學」之後，並沒有採取任何行動。[10]

他還說，班曾告訴教職員他感到「焦慮」和「不舒服」，但他們「在讓他休學時沒有記得這一點」。而在二〇一九年一月二十二日的《衛報》（*Guardian*）上，娜塔莎・阿布拉哈特（Natasha Abrahart）的父親激動講述他女兒自殺前的狀況。娜塔莎是一名二十歲的物理系二年級學生，熱衷於音樂，喜歡室內攀岩和烤蛋糕。他發現女兒和校方之間的電子郵件往來，她在郵件中透露了自殺的想法。「我們一直以為這件悲劇的發生是因為她沒有向任何人傾訴，但是她曾經試過求助。」他說。[11]

我完全贊同此一制度，允許大學在對學生的精神狀況有合理擔憂的情況下聯繫家長或監護人。這是多好的事啊！

對於喬希來說，沒有這樣的計畫，沒有「要求同意」的機會。我嘗試與大學聯繫卻一無所獲之後，只能祈求我們的兒子需要我們時，他就會大聲呼叫。我想念班，我當然想，但是對於喬希，情況就不同了。我不僅是想念他，也為他擔心。但是，要干預和表達擔憂到什麼程度？我只能盡我所能提供某種安全網。

我以為我們很懂在遠處當家長的方法，我以為我已掌握了局面。但是，當我們試圖支援一個患有精神疾病的孩子時，缺乏獲取資訊的管道形成了巨大的障礙。

《大學精神健康憲章》上路之後，一個學生如果缺了一節課，沒有繳交一項作業，在運動場上受傷，或者有更廣泛的教養問題，你可以肯定會有一通電話，在家收到一封信，或者至少有一位教職員工會待命處理這種情況。學校系統對我們的孩子的照顧將是雙重的，因為他們體認到「養一個孩子，需要一個村莊之力」的道理。但是，對於喬希和許多像他一樣的人來說，離開學校僅八或十二週之後，可能會變得畏縮，孤立無援，甚至抑鬱，自殘，不來上課，或可能陷入大大小小的困難，而家長完全無法看到問題，因此沒有辦法在他們需要的時候幫助／支持他們的孩子。

身為媽媽，我總是全力想確保兒子的幸福，但若哪天我和兒子完全斷訊，對於像喬希這樣的人來說，這幾乎是致命的。我並不是建議父母得取得與孩子孩提時期同等的資訊——完全不是！若學校方能在情況棘手前，與家長方在互相理解的前提下分享學生心理健康方面的資訊，我們一定可以用一種更全面的方式來解決眼前的問題。

我相信一些大學的組織需要改變。正常情況下，很少有跨院系的溝通，當然系所也未與其他服務機構或實際可能處於危機者的家庭分享資訊。在我看來，這在道德上，甚至法律上完全違反了學校制度，因為學校有責任為他們所照顧的學生提供最佳安全網。可悲的是，我們經常聽到，在一些學生自殺的案例中，警告訊號，甚至學生自己直接坦承他們正在危險或掙扎中的訊息，都沒有被分享或傳遞。有一些家庭只有在為他們摯愛的孩子進行審訊時，才發現孩子確實曾經對外溝通或尋求過幫助……我只能想像那是多麼難面對的事情。

我和許多朋友們聊天，他們都有年齡相仿的孩子，我們討論空巢期症候群的事。我從來就不認為我會有這種感覺，我忙著過很充實的生活，而且早就訂定許多計畫，比如說睡到自然醒、練瑜伽、養狗……等等。因此，當我發現我非常懷念得跑學校的時間，我感到很震驚。我發現我還是很想念孩子們，我很想念他們的吵鬧，我想念他們的存在，我想念那種，知道我愛的人每個晚上都在同一個屋簷下安然無恙的那種完完全全的安心感。

回信婉拒透露任何資訊給我的喬希的教授，她不是一個壞人，恰恰相反，她甚至親切地簽署每一封信，而且我感覺她希望能告訴我更多。事實上，我也希望她可以那麼做。

我沒有信心向喬希提起這個話題，因為我知道，在他目前的封閉狀態下，他只會要求我讓他獨處，並重複說他「很好！」而所有和他接觸的人都清楚，他一點都不好。最後我問他是否希望我和他的老師談談，他激烈地搖頭，皺著眉頭說，「不！絕對不要！」他加強語氣、很生氣地回答。

他回答的方式只讓我更擔心，一切都不太妙，我開始懷疑喬希到底在隱瞞什麼。我試著用各種方式向他保證，不管他做了什麼或說了什麼，都不會改變我們對他的感情，他可以自由地和我們談論任何事情，任何事情！他呆呆地看著我，眼睛瞪得大大的。我決定不催促他，我想那一刻喬希只需要知道，他無論如何都可以依靠我。

把喬希一個人留在我們於南安普頓為他租的那間套房，讓我覺得很不舒服。其實這個房間很好，我知道我在類似的年紀也會喜歡這樣的空間，這是一個很棒的書房，有所有現代化的設施。

然而，喬希似乎對這間公寓的印象不是很好，也不喜歡我們為確保他順利開始第一次不在大學住宿，遠離家鄉獨立生活而填進去的所有東西。我也不知道為什麼。第六感？也許吧。一種預感？有可能。我所能做的只有懷抱希望。我不得不真的希望並祈禱他能茁壯成長，因為我看不到另一條路，另一種結果。他不願對我敞開心扉，不願向專業人士敞開心扉，無論我們建議他多少次，他都不願意。我們推薦他很多做法，提醒他正確飲食的重要性，以及出去曬太陽，散步，去健身房，游泳，找朋友，所有事情。這就像生活在一個絕望的未知地帶，地基搖搖晃晃，我們不知道我們面對的是什麼，我不得不相信喬希提到他的情緒和感受時是真實的，因為我沒有別的辦法。

諷刺的是，我的事業正蒸蒸日上。我在很短的時間裡，每年都會出幾本書，而且都直接飛到書市的頂端——那在當時和現在都是最美妙的感覺，我仍然覺得非常感恩。我想到我早年在學校的那段日子：我宣佈我想寫書，我的老師對我投來嘲笑的目光——那個尖銳帶刺的老師——以及她特殊的表情，將我內心的自信和夢想的野心擊得粉碎：你？寫書？哈！

事實證明她是對的。我不可能寫一本書。我不能寫一本，但我可能會寫一百本，誰知道呢？我接受電視台頻繁的訪問，我發現了我的精神家園——廣播。我陷入前所未有的忙碌狀態，我想，我專注於寫作、編輯和小說交稿的繁重排程以及每本書的公關計畫，從英國到世界各地，可以說，我轉移了我的焦點。我想要相信喬希過得很好，這樣我就可以集中精力在手邊的工作上——寫出最好的書，並讓它們成為最成功的書。的確，有一些夜晚我睡著了，腦子裡想著我最新的書或計畫下一本書，想到我可能在全新發展事業的同時，在心理上把喬希正在遭遇的事情放在一邊。這種感覺很糟糕，但它曾是事實。當時的我一心以為，如果我的工作能夠取得成功，經濟上就會有保障，我就可以專心讓喬希、班和我們所有人過更好的日子。

Chapter

14

喬希

最壞的一天

「請教我如何生活，

使我不害怕墳墓，如同我不害怕我的床。」

托瑪斯·肯（Thomas Ken）

我在大學二年級下半的時候，仍然自己住在套房公寓裡。

我的精神健康下降到一個程度，使我選擇退出社交生活。退出一切。並沒有突然的催化劑，也沒有明顯的事件。只是突然覺得太多了，我不再想和我的酒友們在一起，不想見任何人，甚至不想喝酒。

我用一切可能的方式將自己與學生生活隔離開來，進入自動駕駛狀態。我就像一個機器人，做著動作，在生活的每一個方面都做最低限度的事情，把外面的世界拒於門外。我在網上看一些講座，偶爾讀一些文章，發幾封電子郵件，答應儘快繳交課程作業。我吃吃喝喝，打幾個電話，以防止媽媽和西米恩充滿擔憂的簡訊出現。正如我所說，這是最低限度。因此，對於外界來說，我還算正常，但事實是，在我的內心深處，我已經開始失去控制。這很可怕。

在過去的一年裡，我成了說謊專家，為了掩蓋我低落的情緒。我的家人和我聯繫時，我就演戲給他們看——我發現我很難敞開心扉，說實話，我害怕讓他們擔心，成為他們忙碌生活的負擔。對我來說，精神疾病帶來的恥辱和恐懼，大過我尋求幫助的動力。我知道我在滑向更深的深淵，但卻不知道如何阻止它。

「你感覺如何，喬希？」

「很好。」打勾。

「你需要什麼嗎？」

「不需要。」打勾。

「你要去上課嗎？」

「是的。」打勾。

「你有跟朋友見面嗎？」

「有。」打勾。

「你想要我們去看看你嗎？你想不想回家？」

「不想。」

事實上，最後那一句並不是謊言。

我不想見任何人，尤其是那些我最親近的人，他們對我正在經歷的事情一無所知，而且我真的認為我再也不會回家了。那與我無關。

我的父母會打電話來問一些善意的問題，提供無意義的解決方案。這樣做可能會讓他們感覺好些，因為他們認為需要做些什麼，但實際上他們所有的建議只能證明我的理論，那就是他們對我正在經歷的事情一點概念都沒有，這到頭來只讓我感覺更孤單。

我一直在苦苦思索如何貼切地描述，但如果我的大腦在A級會考期間關閉了，那麼在這段時間，幾個月的時間裡，發生了一些新狀況，就好像整個世界的顏色都被抽掉了。這是一個循序漸進的過程，從來沒有哪一刻，我睜開眼睛就被眼前的景象嚇到了，而是像慢慢調低電視的顏色，直到有一天，畫面完全變成銀色、灰色和黑色調。我確實記得有一天，我走在大街上，覺得這個世界看起來陰鬱、沉悶，但是很適合我，我從來沒有想過去問別人，他們是不是也看到這種顏色，或這只是我一個人的感覺。

我幾乎沒有去上課的念頭，那是另一種生活，另一個時間，其他人做的事。我拒絕每一個朋友的邀請，直到他們不再問候我，也不再打聽我的情況，最後電話幾乎不再響起。這並不是我要檢討的問題，我很高興不用再分心，沒有壓力，在某種程度上還感到自由。為了防止與他人互動，最好的辦法就是把手機關掉或調成靜音，把它藏在看不見的地方。這樣做有效，我喜歡這種平靜和安靜，儘可能與世隔絕，除了每週與媽媽和西米恩通話，我都是按照固定公式：

「你怎麼樣，喬希？」

「很好。」打勾。

「你想回家嗎？」

「不想。」打勾。

「我要去澳洲出差，你會沒事吧？」

「沒事的。」打勾。

下床很困難，但是有一天，我和一位教授有約。我努力爬起來走進校園，看到學生們圍在一起，有說有笑，背著沉重的書包，喝著咖啡。我穿著運動褲和一件寬鬆的足球衫，頭髮沒洗，整個環境感覺很陌生。我用最少的話跟教授對談，想在最短的時間把這件事結束，這樣我就能回到床上。我想退學，離開大學。這並不是一瞬間的決定，但是同樣地，我也沒有太仔細想過這個問題，衡量所有的利弊。我也沒有和任何人討論，或是尋求建議。感覺這是不可避免的：我當然要離開，我一直在騙誰？而一旦我這樣看事情，就覺得把它做完了更好，少一件事來擾亂我的大腦。教授跟我說，已經有幾個月沒有人看到我了！他的言外之意很明顯。我告訴他我過得不是很好，但沒有談到具體細節。他做了紀錄，點頭，然後送我出門。我覺得他對我不來上課有點惱火，我才不管，去細想只會讓我的自我價值感更低落而已。當然，他也不關心，他為什麼要關心？只是喬希嘛。

就沒有後續了。沒有建議我應該做什麼，沒有建議我應該和誰談，或者如果我需要幫助可以去哪裡找。他很忙，我明白了，忙著處理那些想待下來的學生。他的電話一直在響，門外有很多人在排隊，他忙昏了。我現在明白，我不只是透過憂鬱症的視角來看待這個情況，我知道他也是一個好人，只是太忙了，沒有辦法多考慮我的決定。他不是一個壞人，根本就不是。即使最敬業的人也會被行政事務壓得喘不過氣來。我相信教職員和學生的精神健康正因為學校制度的不健全而受到影響。

我靜靜地離開他的辦公室，往下陷得更深。我知道我的行為正在形成一個結論，到達一個巔峰，我只是不知道那是什麼。大約一個星期後，我告訴學校我確定不修課了，退學，結束。做出退學的決定是那段時間以來我第一次感覺到自己有控制權，想到不必再回去上課——或至少說是假裝回去上課，不用起床，不用參與，這讓我得到解脫。從各種意義上來說，我已經玩完了。系院裡沒有人說什麼，整個大學裡沒有人說什麼。沒有人說服我不要退學，或是問我為什麼，也沒有人聯繫我。我總是發送「很好」這個訊息給媽媽，以逃避每週媽媽與西米恩打來的電話。這樣似乎就夠了。

我習慣躺在那間小套房的床上，可以聽到公寓裡其他的人在說話、唱歌或吵架。這些聲音透過管道，奇異地從爐灶上方的抽風機裡傳出來。這很詭異，也很讓人不安，好像我這一切還不夠受，還需要這樣的聲音。講波蘭話的聲音變得很有侵略性，那是一種我聽不懂的語言——他們在談論我嗎？這種偏執狂是一種新玩意，但是也很可怕。

黑暗正在獲勝，這是我唯一能想到的描述方式——我的視野越來越狹窄，我生活的每個方面都感受到巨大的壓力。學業顯然已經落後的壓力，決定離開學校但尚未告訴家人的壓力，每個禮拜用簡訊說服別人我沒事的壓力，甚至不得不下床盥洗、穿衣、洗衣服、刷牙、與人交談——所有這些事情都耗費比我所擁有的還要多的精力。真正的生活暫停了；我需要用盡全力來保持現狀，不要放棄。因為我想要放棄，我想要屈服，我想要那份讓我難以企及的平靜。我毀了。

我有一個新的、持續出現的想法，直到那時我還在設法阻止它，那就是：我認為自殺可能是一個答案。我把這個想法藏在心裡，和它爭論。奇怪的是，死亡的想法並沒有讓我感到害怕，事實上，我歡迎它。我只想要沉沉睡去，不要醒來，永恆的睡眠，不僅有吸引力，而且我也感覺有必要找到任何一種形式的平靜。我並沒有真正從生死的角度來考慮它，我認為這不過是一個停止那種鋪天蓋地的疲憊的方法。感覺像是一個簡單的決定。

在我病得很重，迷失在其中的期間，凌晨三點是我最喜歡的時間，伴隨著幸福的寧靜，此刻世界不期待你有所表現，沒有人會打電話來，沒有人會要求你做什麼，只有你和宇宙在完美的靜謐裡。我創造了一個房間，那裡永遠是凌晨三點，我的公寓存在於一個不同的空間，就像溪流中的一塊巨石，卡在靜止狀態，時間從它的周圍流逝。我記不清我在那間套房裡度過了多少個日夜，直到我在精神上放棄了，也放棄了人生。時間毫無意義，我也不再曉得時間，不知道我在那裡呆了幾個星期還是幾個月。睡眠如此吞噬一切，以當我醒來的時候，我不知道我是睡了一個小時還是一天，我不知道也不在乎是白天還是晚上。

我記得媽媽去澳洲拍攝電視節目前問我，出國旅行會不會讓我感覺好些？我想不想去享受一下陽光？她的天真讓人感到沮喪。我想對她大發雷霆：她是否真的認為我的幸福就在某個地方，我所要做的就是去到那裡，坐在海灘上，或者爬到山上，然後，嘿嘿，我就會感到快樂或是痊癒了？

老天爺，我們已經試過了，我去旅行沒有讓我回來變成一個新的人，充滿了歡樂……

在我和媽媽、西米恩、外公外婆或朋友說話的時候，我確信我聽到人們的小聲嘀咕，能感覺到他們微笑背後輕輕地搖頭，我明白了。我懂他們在想什麼：他媽的你是怎麼回事？懶鬼。你為什麼不起床？你為什麼不做點事？而我只能轉移視線，表示同意，對，我他媽的到底是怎麼了？我希望我知道。

試圖向人解釋我所居住的地獄是毫無意義的，再來，什麼都不重要——別人說什麼或想什麼都不重要，甚至我的人生也不重要。

花這麼多時間躺在床上什麼都不做，只專注於每一次呼吸、每一個光線的變化、每一次心跳。你可能覺得很扯，但這就是我做的事。好幾個好幾個好幾個好幾個小時，我只是靜靜地躺著，等待著……等什麼？我不知道——一個想法、一次逃脫、一種感覺……直到每個人都不想再理我。我不怪他們。除此之外，我也理解，因為連我也覺得厭煩了，厭倦了也被打敗了。一切都感覺毫無意義，在我的未來發光的每一絲喜悅，總是遙不可及，現在變得黯淡無光，甚至連我的未來都是灰暗的……一想到要讓自己振作起來，面對前方的一切，我就無法忍受。我無能為力。

這件事情很難承認，更難寫出來，但我選擇結束我的生命。

我希望我在地球上的時間能夠停止。

我希望一切都能停止。

我很累，累得要死。

生活感覺完全沒有意義。

很簡單，我已經受夠了。

我知道這種坦白帶來的痛苦。這是一種承認，我準備離開這個人生及其中的一切和所有的人。我不想要更多的時間，不想要未來。我確定我想從地球上消失，永遠沉睡。我不想再繼續存在。對於那些理性思考的人，那些愛我的人，我只能開始想像聽到這些話會有多麼痛苦。我不能道歉，因為我沒有做錯什麼。我現在可以明白，那不是一個選擇，那是我的疾病造成的後果，是我的精神健康衰退的結果。事實上，不僅僅是一個後果，正如我當時的看法，它實際上是解藥，是我一直在尋找的答案。在憂鬱症的掌控之下，我無法控制我的思想：是我的思想控制了我。

在別人看來，我可能看起來像喬希亞．哈特利，聽起來也有點像他，但我不是他，在我想離開這世界的當下並不是。我是一個器皿：在嚴重的憂鬱症和焦慮症發號施令下過活和做決定。媽媽已經走得很遠了，我很高興：少了一件需要考慮和應付的事。

那是二〇一六年十一月，我考慮過，然後計畫死亡。當時我十九歲。

現在這對我來說很奇怪，因為我不認識你，我對你一無所知，但你卻知道我很多的事。如果你從這本書的第一頁一路讀到這裡，你會知道這對我來說是很困難的一種狀況：自我揭露。但是，既然我們已經一起走了這麼遠的路，我想就直接對你們說。

無論你坐在或站在哪裡讀這篇文章——在辦公室、公車上、在海邊、沙發上、在火車、飛機上、在游泳池邊或在床上——我可以想像你會對我拋出的問題，事實上我並沒有所有的答案。但我敢打賭，你一定在問，既然我有一個愛我的家庭和那麼多的機會，為什麼我會想從地球上消失呢！我聽到了，而且我很感謝你提的問題和你的想法，但我只能重複說，那個人可能看起來像喬希亞．哈特利，但不是他，不是我。我被挖出來了，完全是空心的，因而在當時把那個裝著絕望的我毫無意義的軀殼扔掉是絕對有意義的。我想，那樣做我就可以結束這一切，即便是這樣的想法也足以帶給我一些小小的希望的曙光，和平靜。

我變得更畏縮了。我很少離開床墊，幾乎不吃東西，只喝點水，向威脅要吞噬我的黑雲屈服。

每個人都說你必須先掉到谷底，才能開始往上和往前走。

這對我來說當然是真的。

這正是我當下的處境。

谷底。

事實上，在谷底之下是什麼？地獄嗎？有可能——但是無論它在哪裡，我都去過了，我可以告訴你，那是一個非常、非常可怕的地方。

我既為去到某個地方而感到高興，在某種程度上為不可能再到更低了而覺得解脫，可同時也很害怕。

最糟的一天，最壞的時刻，實際上是幾天的時間，現在都混合成一個很黑暗很黑暗的時刻。

有一陣子，我躺在那個安靜的房間裡，感覺如此麻木，以至於我甚至感覺不到口渴。

我一連幾天都沒有下床。

我沒有去廁所，沒有吃飯，沒有喝水。

我想在某種程度上我希望我的身體會直接放棄。

可以說，是一種逃避，但最有吸引力的一個概念是，我將不再存在。

我的床就像一個黑洞，把我吸進去。我覺得自己不屬於這個世界的一部分。我已經超越了孤立和孤獨，甚至悲傷的感覺。我什麼都感覺不到。

我的人生空無一物。

未來什麼都不是，我也無能為力，完全無力。

這是一種新的、壓倒性的孤立感。我不理會沿著管道過濾出來的波蘭話，我沒有打開窗戶，也沒有拉上窗簾。每一天，房間都變得越來越小，我也跟著縮小，直到我變成了一個蜷縮起來的小東西，躺在油膩的床單上，被單在床墊中間堆成一坨。我的血液在我的血管中濃稠而遲緩，我的呼吸很慢。閉著眼睛，我飄浮著，我可以從上面看到自己。

那是一個可憐的景象。

我以前也經歷過孤獨，但這不是孤獨。

我覺得自己像一個點，宇宙中一個漂浮的斑點，沒有自我價值或重要性。我可以肯定地說，我的死亡對任何人來說都不會有意義。

我不重要。

沒有什麼是重要的。

偶爾當我搖搖晃晃地走進浴室，看到鏡子裡的自己，很可怕。我看到的是被惡魔附身的東西，一個怪物，不是我的真面目，那讓我很害怕。這只證實我躲起來是對的，一想到要去到外面的世界，我就覺得不可思議。

我在一條單行道上，與其說我是否會離開這個人生，不如說是何時離開。不是說我看不到未來，而是我甚至看不到現在。

我從網路上訂購了自殺藥。

這一句話——就這一句話，寫得如此隨意，卻有非常重大的含意。

我從網路上訂購了自殺藥。

購買程序簡單得令人吃驚。我想，我已經成功設計出一種相對無痛苦的死法，讓它被當成一樁意外。

事後我知道，就算是對那些留下來的人最小程度的掛懷，也是一個希望的訊號。並非一切都喪失了，我的生命可能還有一點價值，即使只是在那些愛我的人的眼中。而他們卻得跟我說再見。

我記得自殺藥寄到的那天。是用一個銀色的軟墊袋包裝，放在一個棕色的氣泡膜內襯的信封裡，跟一張披薩餅傳單和其他垃圾郵件，一整堆躺在門口的踏墊上。有了這些藥片，我感到有什麼東西在蠢蠢欲動，知道我有一條出路給了我一種安慰，我想要的只是結束這種虛無，這種無意義的永恆的痛苦。我坐在床沿上，打開裝著有毒內容物的袋子，吸著硫磺的氣味。它們聞起來和我預期的一樣：危險的、類似化學物質的、令人不快的味道。我把氣泡膜包裝塞在洗衣機下面的一個小縫隙裡，在頭幾天裡，我不時地會去瞥它一眼，但在那之後，我就知道它在那裡了。令人安心。

我想要選擇對的時間。

我想要消失。

我想要讓我的人生停止。

因為什麼都不重要……

我沒有跟任何人告別，也沒有寫遺書。說實話，這兩件事情我連想都沒想過。

就在收到藥片的幾天後，我躺在床上，盯著洗衣機下面的縫隙。我可以看到信封的邊緣，裡面裝著藥片。我不記得時間，可能是早上四點，或是下午四點，但就這樣，我知道時間到了。

是我離開的時候了。

我把那包藥從藏匿處拉出來，把藥片放在我的手心。我不知道我坐在那裡盯著它看了多久，感覺它在我手中的重量。它們很小，是半透明的，裡面有橘色的粉末，然而卻像是我握過最大的東西。

它們將結束我的時間。

就是這樣。

我並不悲傷也沒有過度思考，只是完全麻木，在自動駕駛狀態。我看不出接下來要發生的事情對我或任何人有什麼意義，就像我活著的人生一樣，是無足輕重的，一件小事，不過是結束我存在的瞬間而已。

嗯，我不相信上帝，但如果你相信神的介入，那麼可能這算是。我坐在床上，雙腿懸掛在床邊，等著頭暈過去——這是我大部分時間都躺著，又太快站起來的後果。我不知道我坐著等待我的頭清醒過來有多久，但這段時間足以讓命運插手來管我的事情，足以讓宇宙將我推上一條不同的道路。幾秒鐘，就這樣，但幾秒鐘後就完全不同了。

我已經很久沒有看我的手機了，它就在床上我的旁邊，當我瞥見它時，是靜音模式，但有一通電話打進來，是西米恩。我幾乎是自動接聽的，他開始像往常一樣高興地說：「嘿，喬希兒！」

我忘了回答，忘了說話；我已經有一段時間沒有跟人互動了，停頓了一會之後，他又說話了。

「喬希？你還好嗎，夥計？」

我盯著手中的藥片，告訴他我很好。他告訴我他在南安普敦參加一個會議，將在半個小時內到達。我躺回枕頭上，把藥片塞回信封裡，伸手把它們推進我的床墊下。我想，如果等明天也沒什麼差別。我感覺好像我閉上眼睛不到一分鐘，突然間我的門就被敲響了。

「嘿，夥計，是爸爸！」西米恩喊著。

我從床上爬起來，把門打開，我沒有考慮到我公寓的狀況，也沒有想到我自己的狀況就開了門。我已經無力顧及那些了。

西米恩的臉皺成一團。「喬希！」

他走進來，我看著他的眼睛掃過整個房間，他的鼻子皺了起來。他拉開百葉窗，打開一扇窗戶，寒冷的空氣就像一個尖銳的東西，光線刺痛了我的眼睛。我又陷在床墊上，渾身無力，把頭放在枕頭上。西米恩用腳把骯髒的衣服、髒盤子和垃圾推到一邊。他坐在我床邊的地板上。

「沒事的，喬希兒。你會好起來的。」

我感覺到陌生的淚水刺痛了我，我放肆地哭泣，這哭泣完全凌駕了我，讓我喘不過氣，耗盡我最後的力氣。

西米恩緊緊地坐著。「我哪裡也不去。我會在這裡待一晚。沒關係的，喬希兒。你現在就睡覺，知道我就在這裡，夥計。」

那就是他所做的。

他坐在地板上，偶爾在黑暗中伸出手來握住我的手，或拍打我的手臂，不斷地低聲說我會好起來的……我並不孤單……他會陪著我……

他的一些話瀰漫著，我知道他留下來了，就像我小的時候做惡夢時一樣，就像知道他具體的存在就足夠了。確實如此。

我熬過了這個夜晚。

第二天早上，我醒來時，我的思緒仍然模糊不清，離開這個星球的慾望還很強烈，西米恩正在把垃圾倒進垃圾袋，幾乎要嘔吐了。我沒有注意到我周圍的環境變得多糟糕，但真的滿噁心的。這是一個奇怪的早晨，他的出現具有侵略性，打亂了我的計畫和我例行的事務，但同時我又很高興他在那裡。我們沒有聊這些。我閉著眼睛躺下，聽他忙碌著，只有他直接問我問題時才張開眼睛看他。

「你需要洗澡，夥計。」他輕聲地說，但很堅定。「然後我就帶你回家。」

「我不想——」我開始說。

「這不是你想不想要，喬希。」又是那種語氣。「你要回家，就是這樣。」

有人主控的感覺真好。感覺我可以不用擔心了……

Chapter

15

艾曼達

最糟的悲傷

「最糟的悲傷是無法解釋的悲傷。」

佚名

那是一個陽光明媚的早晨。我坐在一節車廂上，與電視製作團隊和一群人一起，在昆士蘭的森林深處前進著，當時我接到西米恩打來的電話。他很少打電話，時差讓溝通變得困難，而且他知道我通常很難自由交談。我很想念他，我微笑著接聽電話。當你從頭到尾、從裡到外瞭解一個人時，你可以在什麼話都還沒說之前就知道一通電話的性質，你可以準確地判斷這是一通快樂或悲傷、輕鬆或緊急的電話。西米恩沒有像往常一樣一開口就說些讓人放心的詩句，說他有多想我，迫不及待要我回家。我可以感覺他並沒有笑容。

他在電話那頭停頓，我知道有事情發生了，我的心臟立即狂跳。我的媽媽還是爸爸出了什麼事嗎？

「曼蒂。」他開始說。他的節奏很低，語音微弱。

「發生了什麼事？」我直截了當地問，我把額頭靠在車窗上，當時我們行駛在曲折的農村小巷和道路上。我人在數千英哩外的國家，剛剛錄完電視節目，但我的心就在他身邊，大聲地跳動著，我的手就放在他的掌心裡。

「喬希，呃……」

「他還好嗎？」我試著鼓勵他切入重點；我的想像力已經開始勾勒出畫面。「他還好嗎？」我再問一次，不允許千里之外的電話線上有絲毫的延遲。

「他回家了。我把他帶回家了。」

「哦……」就這樣嗎？他打電話就是要告訴我喬希已經回家了？至少這很奇怪。我等著聽接下來的內容，記得我感覺到我的脈搏穩定了下來，因為他回家了，而家意味著安全。西米恩解釋說，他感覺有些事情不對勁，所以他假裝有一個會議，然後去了喬希的公寓。

「對。好吧，替我說愛他。」我還在聽，不想太大聲或太公開在這種環境下講話。然後傳來讓我心跳加速的話。

「他有一些藥丸。我在他洗澡的時候發現的。我在公寓裡看了看，發現一些藥片。」

我感到我的腸胃在翻攪。「哦，像，什麼樣的……？」我的大腦正在努力理解他的意思，他肯定不是在告訴我喬希在吸毒，肯定不是，對嗎？我的意思是，我了解我的孩子們，我知道他們喜歡喝酒，但我認為我們已經成功警告他們不要吸毒。

「什麼……什麼樣的……像止痛藥嗎？」我低聲說。

「藥片」——他給了我藥的名字，一個我以前從來沒聽過的名字——「裝在一個銀色的氣泡膜袋子裡，他藏在他的床墊下。」

我已經和喬希生活了這麼長時間，令人難過和挫折的是，儘管我嘗試打破他的硬殼，讓他敞開心扉，但我對他的了解並沒有比他在A級會考前似乎陷入精神停滯時增加多少。

這就像試圖破解一道不可能的謎題，既令人沮喪，又讓人心力交瘁。我的第一個想法總是如何讓他的狀況變得更好，如何幫助他，但是我第二個不停嘮叨的擔憂是，到底發生了什麼事，讓我的孩子像這樣停擺了？而現在，西米恩提到藥片。他發現隱藏的藥片。那就是喬希憂鬱症的原因嗎？就是我一直在尋找的答案嗎？

我很慚愧地說，我感到一陣輕鬆，因為如果是這樣的話，我的兒子是一個娛樂性毒藥使用者，這導致他的焦慮和精神疾病，那麼我終於有一些確實的東西可以依附，有一個無論多麼令人厭惡或難以理解的理由，可以讓我去探索，可以幫助我找到一個解決方案；因為我想做的就是治好他，治好他，治好他……

我立即想像勒戒中心的樣子，喬希可以去那裡尋求治療，擺脫有毒藥物的影響。和往常一樣，我沒有問足夠的問題就一頭栽進解決問題的模式。我開始想到在這個領域比我更有經驗的人，我可以向他們請教最好的行動方案，這時我甚至還不知道我兒子對什麼藥物上癮。

但是，當然，親愛的讀者，這個時候你們比我領先了幾步。你們知道，喬希並沒有對毒品上癮。西米恩是一名軍官，他對毒品非常有警覺，他必須如此，因為軍隊對於毒品採取零容忍政策，而且他對新兵的健康有強烈的責任感。他知道他發現的是什麼。我聽到他深深吸了一口氣，接下來他說的話讓我失去重心。他的話像一記重拳落在我的太陽穴上。

「那是自殺藥，曼蒂。他當時的情況真的很糟。」

我試著說話，但是我的聲音已經消失了，我的喉嚨已經鎖住，我的四肢顫抖，我想我可能要吐了。我閉上眼睛，把頭使勁往窗戶上推，試圖掩蓋車廂裡的背景雜音和談話聲。

如果說我從來沒有想過要是他選擇那麼做的話，會採用什麼方式，那我就是在撒謊。是用繩索、排氣管，還是刀片？哪種工具或方法可以讓我的兒子得到解脫？現在我知道了，因為西米恩找到他的藥片。

「我不明白。怎麼會？你在哪裡？他在哪裡？發生什麼事？」我哽咽著說。

「都沒事了。他很好。沒事的，曼蒂……」

但我知道其實不好。沒有什麼好的。他的話激怒了我。我記得他一次又一次地告訴我保持冷靜——「試著保持冷靜」——說「一切都會好起來的」，這時我知道那是一個謊言。我知道我哭了，我的大腦飛速運轉，同時我的舌頭也在努力追趕。「那麼他，他有沒有，我是說，他還好嗎？」我感覺我的聲音破了。我從這裡開始就不斷地問他還好嗎？他現在在哪裡？然後又問一遍：他還好嗎？彷彿安撫的話語並沒有作用，或者我根本沒在聽。我記得聽到我丈夫緩慢的吸氣聲——不管他是累了還是哭了，我分辨不出來。他勉強回答：「他在睡覺。」這個事實的確讓我平靜下來，因為如果我的兒子在睡覺，而西米恩在看著他，那麼至少在目前，我知道他是安全的。然後，我可以清楚地知道，西米恩在哭，我也跟他哭了起來。我們就這樣對坐在世界的一端，只被我們的眼淚打斷沉默。

我永遠都不會忘記。

我們說好以後再談，我一動也不動地坐著，等待世界停止轉動，靜靜地啜泣。車上的氣氛像聚會一樣歡樂，人們在聊天，大聲地笑，談論我們剛度過的早上，並計畫接下來的行程。我覺得自己和這個世界毫無關聯。

我想，人生中一件有趣的事情是，在某些情況下，你會發現陌生人的善意會讓一切都變得不同，好像宇宙派來一位守護天使，幫助你度過難關。我可能哭得比我想像的更大聲，我不知道，但我知道的是，接下來發生的事情對喬希和我的復原都很關鍵，當然，對於我如何看待他的疾病也很關鍵。

我抬頭一看，坐在我前面的人把他的手放在座位之間的縫隙裡。他和我一起參加了這次瘋狂的澳大利亞探險，我們都是一個大團隊的成員，我一直覺得他非常風趣，非常和善，而且直言不諱。他坐在他的女朋友旁邊，她也有一個美麗的靈魂，當他的手出現時，我覺得握住它是世界上最自然的事。

「你還好嗎？」他問。

我用很多的字告訴他，我兒子有憂鬱症，而且聽起來他試圖自殺。說這件事感覺很奇怪，奇怪又難以想像，然而能和別人談談，和這個相當陌生的人談這件事，感覺也不錯。他告訴我，喬希不是自己一個人是件好事。

他語氣溫和，與我分享了一個他身邊的人也處於類似情況的個人故事。然後他給了我一些建議，一些毫不矯飾的內心話。我不知道他是否還記得這件事，或他對我說了什麼，但是他的話一直陪伴著我，即使到今天，當我遇到困難，發現自己無所適從，我也會想起這些話。

他說：「你知道這與你無關，對嗎？」

就是這個。這就是全部了。

我笑笑，稍微活起來了一下，說：「謝謝你。是的，我知道這可能不是因為我做錯了什麼或做了什麼或沒做什麼。」

「不。」他搖搖頭，笑了。我顯然誤解了。「我是說這和你一點關係都沒有。這是喬希的旅程，喬希的戰鬥，他必須自己想辦法解決。你不能替他做這件事。」

這是一個頓悟的時刻，但不是我希望的那種。那是可怕的一天：這個世界上我最愛的人寧願不在這個星球上，這種念頭，這個想法，是我有史以來最難以承受的事情。我的想法立刻痛苦地、自戀地跳到我到底做錯了什麼，我是個壞媽媽，我應該用不一樣的方式去面對才對。

火車上那個仁慈的男人是對的，他當然是對的。這是一個真相大白的時刻，減輕了我的負擔，使我思考今後應該如何行事。我明白他想告訴我的事：喬希必須了解發生在他身上的事情，喬希必須努力解決他的精神健康問題，只有當他明白了這個問題，並且能夠看清楚他的迷宮時，如果我們幸運的話，他可能就能夠找到一條出路。

他平靜、清晰地表達，不帶任何感情，說出智慧的見解，讓我度過了這趟旅程。我每天都為那位陌生人的善意而感恩。

火車回到我們下榻的高級旅館，我跑回房間，急著想和西米恩說話。我坐在美麗的臥房中寬大、柔軟的床上，什麼都不想，只想回家。

我緊握著電話，西米恩告訴我，喬希並不知道，但他已經把他房間裡的藥片拿走了。

「可能就差那麼一點，曼蒂，我到的時候，在……別哭，親愛的。別哭……」

他只給我最基本的細節，就是當他找到喬希時他的狀態如何，把真正恐怖的情況留到我回家之後再告訴我，他知道萬一我昏倒，他能在旁邊扶我一把比較好。

他描述了那個銀色小包，我們兩人都想知道那個沒有身分的人或組織，為了換取金錢，把這些死亡包裹包裝、捆紮、蓋章，發送給世界各地絕望的、有需要的、受傷的或遭受損害的靈魂。

像我們兒子這樣的人。

想到我們可能差一點就失去喬希，就像被重重一拳打在肚子上。西米恩告訴我，那些小小顆、半透明的膠囊，很容易被誤認為是向藥劑師購買的止痛藥；這些小藥片有能力讓我們的孩子入睡，把他永遠從我們身邊帶走。我想把我的悲傷哀嚎出來，但是不行，湧出的淚水反而讓我沉默了，我陷進床上，蜷縮著渾身發抖，我的丈夫則努力從世界的另一邊安撫我，他的喉嚨因絕望而生硬，呼吸也在顫抖。

「好在我發現了，曼蒂。」

「如果他想拿走，他會立刻那麼做。」

「我們可以在時機對的時候跟他談談這個問題。」

「他還在這裡，曼蒂。他還在這裡！」

「我不會讓他離開我的視線的……」

我那時到現在都很感激他的話，但卻無法擺脫這個想法：是的，我們可以把這些扔掉，但是有什麼可以阻止喬希再買其他的呢？

我感到絕望，被打敗了，哦，我離親愛的你們好遠。

這是我最低潮的日子，肯定是的。

我住在一家豪華飯店裡，和一些優秀的人一起參與一個了不起的計畫，其中有些人至今仍然是我的好朋友。我努力讓自己明亮而突出，但是西米恩的發現，證明自殺一直是我們男孩的意圖，就算只是瞬間，都讓我反覆追問同樣的問題：我為什麼在這裡？我到底在幹什麼？我只能想像我那支離破碎的小家庭，我肝腸寸斷了，好想回到他們身邊。

我決定把這個可怕的事實藏在心裡，不要破壞周圍的人的興致，所以我盡最大的努力擺出一副笑臉加入他們，一邊倒數計時，直到我回家為止，從我接電話的那一刻算起，大約是五天。我心急如焚地想見到喬希，我知道在看到他的臉之前，我的心是不會平靜的，而且我也擔心西米恩可能沒有告訴我完整的故事——喬希受傷了嗎？被傷害了嗎？喬希不想和我通電話，我現在知道他不想和任何人說話——他只想躺在自己的床上，關機，睡覺。

我這一輩子，從來沒有因飛機降落家鄉而感到如釋重負。西米恩把喬希留在家裡，和我的父母在一起，然後來接機，我們在回家的路上討論我不在的時候喬希身上的所有事情。西米恩看起來十分疲憊和憔悴，他解釋說，他一直在看著喬希，真的，從他把喬希打包上車之後。他敘述他們一起吃了一點東西，主要是湯，還有他幫喬希放洗澡水並確定他喝了一杯水。這些都是基本情況。我靜靜地坐著，嚇到說不出話來，因為這些話語是如此強大和令人不安，而我其實已經麻木到無法哭泣。西米恩描述了喬希可愛的公寓已經淪落到多骯髒的地步，他沒有洗澡，生活在髒污中，身上發出酸臭味。他告訴我他睡在喬希臥室的地板上，沒有讓他在黑暗中獨自一個人，但最糟糕的，是喬希的表情。

「就像他在那裡，但又不在那裡……他的眼神是空洞的。」

「他去哪兒了，西米恩？」我低聲說。

他只能搖頭，這個問題我們都沒有答案。

我覺得很糟糕，西米恩一直獨自面對這個問題，而我卻不在。我覺得很不舒服。我們後來討論這個問題，他說，諷刺的是，我不在可能更好。我不在的時候，他覺得自己能在沒有干預或猶豫的情況下完全控制局面，而且我有時過於情緒化的反應也對人沒有幫助，尤其是喬希。但這並沒有阻止我內心的嫉妒之火，在喬希最黑暗的時刻，是西米恩救了他，喬希倚靠的是西米恩——那一直是我的工作！但我把這些話藏在心裡。儘管我對發生的事情感到困惑和震驚，但我夠成熟，能對些許錯置的嫉妒保持緘默，我的丈夫應該得到的是我永遠的感激。

我們討論我們應該如何處理未來的事情。西米恩提醒我，我必須努力振作，並且我們需要儘量保持鎮靜，讓喬希擁有平靜和休息，可以按自己的速度康復。

「我們需要幫助，西米恩。喬希需要幫助——專業的幫助——即使他說他不需要或拒絕，我們需要做我們認為對他來說正確的事情。」

「是的。」

我們達成協議，雖然想到要去哪裡，和如何找到這種幫助，實在頗令人害怕。

我們決定暫時不向喬希提及發現藥片的事。很明顯，我們的孩子現在狀況很不好，我們同意，任何勉強討論這麼敏感的話題，任何壓力、負面情緒或是論斷，都會對已經在邊緣徘徊的心靈增加負擔，這不是一件好事。走進我們的小房子，看到他，真的太美好了，雖然他臉色有點蒼白，失神的眼睛下面有黑眼圈，有點緊張不安，但是他還在，還活著，還在。

我感到一種無法抵擋的渴望，想要跑到他身邊，用我的雙臂抱住他，崩潰大哭——但這不是喬希眼下需要的，所以我克制住自己，設法保持平靜，勉強地。

接下來的幾天和幾週裡，我們一家人蹲坐在一起，計畫了一個非正式的輪值表，這意味著我們其中總會有一個人在房子裡，隨時叫得到並留意照看。媽媽和爸爸知道發生了什麼事，我們也告訴了班。所有的人聽到時，都露出跟我一樣錯愕的表情，這在當時和現在想起來都是一件令人震驚的事情。我們真的一天二十四小時看守他，半夜聽到一點點聲響就會醒來，輪流站在喬希身邊，盯著他那張在痛苦的睡眠中扭曲的臉，幫他蓋上被子，為他送水。

我記得我告訴一個朋友我沒辦法參加他們的聚會——我的藉口可能很薄弱，但他此後再也沒有和我說過話！我甚至無法解釋，當我們在處理如此耗費心神和可怕的事情時，一場派對或社交是多麼無足輕重。就是像這樣的時候，你才會發現誰是你真正的朋友。

我想起我的旅伴在火車上說的話，試著創造中立的氣氛，讓喬希能夠「做自己」，可以把事情想通。在接下來的幾個禮拜左右，我把晚餐放在他面前，在他歪著身子進入廚房拿杯子時說：「你好」，或是在樓梯上跟他擦身而過時笑一笑。努力營造一種正常的氣氛非常接近於酷刑。我在心裡大喊：我們發現了你的藥片！你從哪裡拿到的？你為什麼要買？告訴我，喬希！跟人談談吧！我們在這裡等著你！我們愛你！請不要離開我們！會好起來的！會的！拜託，拜託，拜託，喬希，不要離開我們！不要這樣做，絕對不要那樣做！我們愛你！我們都非常愛你！

最後這句話——我們愛你！——我意識到在他的整個人生中，我一直把它當作萬靈丹，直到現在，我才明白這句話對一個在這個世界上感覺不到愛、毫無感覺，並認為選擇離開人世可能是最好的事情的人來說，是多麼無意義和微不足道。

喬希看起來和行為表現都像一頭被關在籠子裡的野獸，只做最低限的眼神接觸，他的身體和臉部抽搐，他的臥室亂成一團，地板上到處是衣服和垃圾，空的飲料罐子，沾滿食物的盤子。他已經在他的房間裡生根了，我明白這一點。在我們的小房子裡，角落裡的那個小空間是他的避難所，是他的天堂，如果他想住在裡面不受干擾，那我又有什麼資格去干涉呢？我不喜歡他身邊混亂的環境，但我覺得重要的是，當他的生活往下墜的速度如此之快，我可以給他的任何控制元素都很重要。

你不想洗澡嗎？好吧。

你不想讓我打掃你的房間？好吧。

你想自己蓋著被子吃飯？那好吧。

每晚入睡前，我都被一串固定的想法折磨。我想著喬希還是個小嬰兒時，他把那隻胖胖的手放在我的手裡，對我微笑，因為我是那個知道如何讓一切感覺好一點的人。然而事實是，在他最需要我的時候，我沒有在他身邊。我只要一想到這點，就感覺屋子裡天旋地轉，不得不把腳踩在地板上，以確定我站在穩固的地面上。

一想到在他最無助的時候我卻在世界的另一端，我就感到悲傷，同時又有一種罪惡感湧上心頭。我只能開始想像，如果他成功了，如果那是他在世上的最後一天，可能是什麼感覺？

我遇到過無數來自各行各業的人，他們的孩子、愛人、朋友、夥伴、父母、兄弟姐妹親手奪走自身的生命——他們表現出的高度韌性和力量讓我既羨慕又欽佩，也讓我懷疑自己無法企及。

我和一位女士談過，她告訴我，她永遠、永遠也無法忘記，但是「生活要繼續，你還能怎麼樣？」

我經常想到她的話，你還能怎麼樣？她和所有與我談話過的自殺者遺族，都帶著一些自我責備的感慨。

為什麼我沒有去看他？

為什麼那天早上我沒有打電話給他？

他怎麼會選擇離開我們？

我錯過了什麼徵兆？

我能有不同的做法嗎？

這是我的錯嗎？

這些情緒是徒勞的，也令人心碎，那些被遺棄的人的痛苦是我無法想像的。

我最近問過喬希，他想死的時候，他的腦子裡在想什麼？他的回答既簡單又複雜，既尖銳又奇異地讓人安心。「我感到有點狂喜。鬆了一口氣，不用再感覺疲憊了。我把我的結局想清楚了。從我有記憶以來，第一次感到平靜。我感到壓力從我的肩膀和頭腦裡移開，就像房間裡的霧氣被吸走了。我想有點像我很累，不，比累還要累，絕對是令人骨頭都碎了的疲憊，然後有人把手放在我的肩膀上，說：『你現在可以去睡覺了。沒關係，喬希，你可以去睡覺了……』」

奇怪的是，我從這個想法得到了安慰——如果發生了最糟的事情，這將是他最後的想法。一個平安、平靜的想法，而且，能說是接近幸福的想法。當然，我完全了解，我還能夠奢侈地問喬希這些問題，而多年來與我分享他們的故事的人卻被痛苦地剝奪了這個權利。

感覺快要被恐懼淹沒的日子裡，我必須提醒自己的一件事是，無論我的情況有多壞，對喬希來說只會壞上一百萬倍。我再次想到那個明智的建議：這是喬希的旅程，我只是一個旁觀者，只能做我能做的事。在世界另一端的車廂裡接到的那通簡短的電話，意味著我從一個用明年（或接下來十年）的角度看待兒子的人生的母親，變成只能用二十四個小時為單位……來看待它。

即使是現在，三年多以後，當我回到家，把鑰匙插在門上，大聲叫著：「嗨，親愛的？一切都好嗎？」只有在聽到他回話時，我的脈搏才會穩定下來。

你能想像嗎？每一次我回到家，一旦聽到他的聲音，我就深呼吸，知道今天是個好日子，因為他還在這裡。我寶貝的兒子又平安度過了一天。

Chapter

16

喬希
這不是我的錯！

「醫生們把他們所知甚少的藥物放入他們所知更少的人體，
用來治療他們完全不瞭解的疾病。」

伏爾泰（Voltaire）

事實上，我對從南安普頓回家後的那段時間記得很少，很模糊。我知道我當時的情況非常糟糕，只能躺在床上，只有在不得不出去的時候才會出去。我隱約意識到媽媽和西米恩在看著我，無時無刻在看著我，這讓我很抓狂。我在床墊上度過的躺平生活對我來說非常正常，以至於我總是訝異別人會起床、洗澡、穿衣服、出去外面的世界，和其他人交流。這只增加了我的孤獨感。為什麼他們能而我不能？我沒有能力做到那些，我也無法飛到月球。

媽媽和西米恩繼續擔心地看著我，他們的恐懼一波接著一波襲來，別的不說，這讓我感到更加害怕。這些人原本應該是能主控的人，如果他們擔心和害怕，那麼，他媽的，我就不想要搭這趟車。有更多清醒的時刻，我很生氣我已經決定要採取的行動卻被阻止，惱怒的是他們沒有丟下我一個人。我想到我藏在公寓套房床墊下的藥片，就不那麼大驚小怪，因為我知道我可以很容易地拿到更多——它們被鎖在我的房間裡，我是唯一有鑰匙的人，我認為不會有人發現它。

我的生活被壓縮到只剩下眼前的需要，上廁所、吃點東西、喝水……就這些了。我對於打開電子郵件和接聽電話有嚴重的焦慮感，我無法解釋原因，但我覺得任何在等著我的訊息可能都會對我不利，我必須不惜一切代價避開。我很容易就解決這個問題，我從不查看電子郵件，並且保持手機關機——很簡單。外公和外婆來看我，以帶著愛的困惑的表情看著我，我知道他們想讓我感覺好一點，也因為無法幫助我而心急如焚。我討厭我讓他們承受這些。我聽到班在樓梯間的聲音，他進出門的時候都會從門邊探頭進來。

「嘿。」

「嘿。」

那不是生活——而且我以為永遠不會結束。

媽媽和西米恩一直建議我需要和專業人士談談，但是被我斷然拒絕。我無法完全解釋原因——也許我不想被確認狀況有多糟，也許我不想讓媽媽和西米恩確知事情有多嚴重，而且——就我所知——他們不知道我打算結束自己的生命。我想是由於我越來越絕望，加上他們的氣憤，最後我勉強同意去看我們的家庭醫生。

我知道，當我爬上車時，媽媽說：「你想換個衣服嗎，喬希？」

我低頭看看我的運動褲，上面黏著食物，還有我那件不太乾淨的T恤。我知道我的頭髮很油膩，但我不知道這有什麼關係。我聳聳肩，然後我們就出發了。

在某種程度上，我對醫療抱有很大的期望。我當時身體上和精神上都很疲憊，厭倦了如此低落的感覺，我想要一個立即的解決方案，一個療法。我想要那種感覺，當你在患流感的倒數第二天睜開眼睛，就在「完全好了」那一天之前，疾病的困擾已經開始解除，世界看起來更明亮了，饑餓感在隆隆作響。你的呼吸更輕鬆了，想到要洗澡不會想哭，你不再頭暈，四肢更加輕盈，你把頭從枕頭上的凹陷抬起來，意識到世界上還有比把你關在裡面的這四面牆更多的東西。我當然想要——誰不想呢？我的意思是，這能有多難？現在是二十一世紀，我們移植器官以延長新的生命，而且正在給愛滋病毒狠狠的一腳！哎呀，就算診斷出癌症也不再是宣判死刑，我們可以在人體外使卵子受精，再植入母親體內，為天生有缺陷的夫婦創造生命。因此，我認為在各行各業中，隨著患憂鬱症的人數直線上升，當然，肯定會有一種藥是我可以吃的？一種我可以吞的藥？一個貼在我皮膚上的膏藥？一種減輕我的症狀的運動？一種該死的治療方法？

顯然不是。

我坐在家庭醫生面前，聽到她用沉重的嘆息回應我問她的問題：可以取得什麼樣的幫助，以及她有什麼建議？我必須承認，在聽她問我一些最表面的問題的最後幾分鐘裡，我的希望已經消退，好像我的問題是感冒或是腳踝扭傷一樣。她讓我感覺自己只是從門口走進來的另一個數字。

她的開場白是，「事情沒有那麼簡單。」

我大可以猜到了……

「我們可以讓你開始服用一些藥物，然後看看效果如何？」她很快就提出這個建議，毫無說服力，讓我對她想讓我灌進身體裡的藥物幾乎沒有任何信心，她甚至沒有讓我明白是什麼藥，以及它如何發揮作用。我原本希望能對藥物有更多確信，但是在我有機會回答或提問之前，她就開始打字，好像已經做出決定，我想知道我錯過了什麼——就這樣嗎？沒有討論，沒有說明？什麼都沒有。我只在房間裡待了幾分鐘，她就在處方上簽了自己的名字，我意識到，這就是她提供的一切，要不接受，要不離開。但，畢竟這就是我想要的，不是嗎？

服用抗憂鬱藥的作法，不是我能輕易同意的。我很慚愧地承認，當時我對服用處方藥治療這種症狀的人的看法並不樂觀。我想我認為他們可能走了捷徑，聽信能夠治癒的承諾，但是當我坐在那張椅子上，儘管沒有保證，我也想得到治療，誰能責怪我呢？我曾想相信有另一種方法，一種更好的辦法。我想我從來就不喜歡依賴藥物的概念，我不想每天吃一些會擾亂我大腦的東西，但我不得不承認，我的大腦已經很混亂了，所以有什麼損失呢？

如果讓我想像一個經常服用抗憂鬱藥的人，我看到的是恍神的人，如果不去拿他們偏好的藥物，就無法運作或爬下床，但是到這個階段，我已經走投無路了。而絕望是一股強大的動力，如果有一秒鐘我想到可能結束痛苦，我會去做別人推薦我做的任何事，去服用任何的東西。那麼，情況還可能更壞嗎？

麻煩的是，在我成長的家庭中，藥片和藥物往往是生病時最後的選項，而不是優先選項。在我們家，頭痛可能喝一大杯水、呼吸一些新鮮空氣、睡個午覺就好了，感冒就喝熱水、蜂蜜和檸檬……所以服藥，去兌現我找的兩位醫療專業人士在我眼皮底下揮舞的處方，感覺是一件大事。

在之前的幾個禮拜，我與我的父母短暫討論過服用抗憂鬱藥的可能性。讓我印象深刻的是，他們馬上就同意了。

「為什麼不呢？」

「你需要嘗試很多方法。」

「可能會有幫助。」

「很多人都在服用。」

那時我明白他們有多急切地想幫我找到治療方法。媽媽一次也沒有提到有機另類療法，而西米恩的表情近乎懇求。

我坐在家庭醫生前面，她正打出一種叫做西酞普蘭（Citalopram）的藥物處方。感覺幾乎是不可避免的，我就要開始把這種化學物質放入我的身體系統；在我接受這個想法之後，我就允許自己感到稍微的樂觀——這真的能讓我感覺……讓我有感覺嗎？

西酞普蘭——一種聽起來很奇怪的藥物，我被告知每天服用一次，每次十五毫克。家庭醫生在處方箋上飛快地簽了字，我拿著它去隔壁的藥局。我手裡拿著一個盒子，裡面放著一條薄膜包裝，發出悅耳的聲響。這簡直是我要緊緊抓住的東西，人造的解藥，希望是。這是我做的第一件主動尋求讓自己好起來的事——試圖恢復健康的嘗試。

媽媽在車子裡很高興——如果我的樂觀是百分之一，那麼她就是百分之百。非常典型，她完全沒有意識到她帶給我的額外壓力——我一定要好起來。這「一定要」有效。

我一回到家就吃了一片藥，和一杯水吞下，等不及開始療程。服完藥之後，我把所有對藥物內容和副作用的擔心都拋到九霄雲外。就這樣，我上了船。我回到床上，等待著。

我記得我吞下藥片時，媽媽在桌子上對我微笑，似乎在說：「怎麼樣？」而我想叫她滾開！她是怎麼想的？吃一次我就能恢復了？好了？回來了？我提醒她，至少需要兩個禮拜才能看到或感覺到可能的變化。

而實際上，這也是事實。

兩週後有了變化，但不是我期待的變化，也不是我們任何人希望的變化。就像任何逐漸發生的事情一樣，只有在效果最強的時候，你才會充分感覺有變化。我意識到我的思想更加模糊了，而且我不太對勁，我的情緒沒有好轉，我的能量還是很低。按照醫生的指示，兩個禮拜後我又去看了那個家庭醫生，我概述我的實際症狀，但是對此她討論得很少。我一直很累，現在我更累了。她直接建議將我的藥量增加到每天三十毫克。我回家後立刻服用了三十毫克——比之前的劑量多一倍。幾天後，我感覺很癢，有蟲在我皮膚上爬，但不確定這種癢是否與西酞普蘭有關，所以我繼續服用，希望感受到增加劑量的正面效果。最後，媽媽打電話給醫生，醫生說我的身體需要標準的兩週時間來適應西酞普蘭。

大約一天後，我對增加劑量的反應非常嚴重，我覺得非常難受，身體上和精神上都極不舒服。這對我來說是一個新低點，我已經習慣無法正常思考，現在呢？不只是一向的關節疼痛很困擾我，我還長了蕁麻疹，一種嚴重的過敏反應，出現在我的大腿、背部、臀部、胸前、手臂和腿部。真的很可怕。我渾身酸痛，我的精神狀態持續下降，直到我頭暈目眩，感覺醉醺醺的，走路搖搖晃晃差點摔倒。我感到恐懼，無法停止哭泣，這種過度情緒化的狀態對我來說是新體驗。在過去幾個月裡，有幾次我試著流淚，那是某種很好的紓解，這次則完全不同，沒有好處，只有純粹的痛苦。

我記得我穿著睡衣站在廚房裡，淚流滿面，尷尬、痛苦、空虛。看到我周圍的人，特別是外婆和外公的臉，真是太可怕了，我知道他們非常關注我，知道我現在正在服藥治療，他們會看著我的眼睛，想尋找以前的喬希——當我踉蹌地走進房間，擦著牆壁，哭得臉部發脹，全身痠痛，頭痛欲裂時，他們的痛苦是很明顯的。

蕁麻疹稍稍退了，但我的昏睡和悲傷並沒有。媽媽決定預約一位精神科醫師（編按：在台灣，精神科醫師又被稱為「身心科醫師」），但是進展極度緩慢。英國皇家精神病學會針對五百名被診斷為精神病症患者的經歷進行調查，發現有些人等了將近十三年才得到他們需要的治療。[12] 在這五百名來自英國各地的病人中，有四分之一的人等待超過三個月，才見到國家醫療服務系統的精神健康專家，百分之六的人至少等了一年。

我的病情在惡化。我不想去看精神科醫師，不想走這條路，我不想再像對之前的諮商師和家庭醫生那樣感到失望了。精神科醫師這個詞讓我充滿恐懼，他們會讓你看墨跡然後問你怎麼想的，對嗎？那是給那些瘋子做的，不是嗎？那是我嗎？我真的失去理智了嗎？這個想法令人震驚。我當然知道，精神科醫師與諮商師不同，他們是合格的醫生，可以開處方，但無論如何，我都不想去。

我感到來自曼蒂和西米恩的壓力，要我有所行動。我想，如果我去看一次精神科醫師，至少可以讓他們不要再煩我。

結果證明，這是我做過最正確的決定——我喜歡我的精神科醫師。他很聰明。我們有一種連結，他沒有讓我做任何莫名其妙的測驗。我感覺他與家庭醫生不同的是，他沒有看著時鐘催促我趕快出去的意思。我不知道對精神病學該有什麼期待，也不知道它有什麼好處，但我真的希望我能早一點去看他。他坐在辦公桌後面，感覺更像一個商業機構，而不是醫療機構，這很適合我。他對我的研究很感興趣，而且像個平輩一樣平和地與我交談。我信任他；我想這就是根本的差別。

他也問我是否發生過一件特別的事，一個創傷性事件？是否有一個留下傷痕的記憶，和我的病況有關，但我只能再次搖搖頭，告訴他沒有，什麼都沒有……

他接著說：「我敢打賭，你一定希望有，因為雖然很可怕，但是至少你和其他人可以理解，能夠感受。那會是一個起點。」

「沒錯。」他懂我。

他問了我的病史，我的家族史，從生物學的角度向我解釋一些事情，對此我的反應很好。然後他告訴我一些簡單又振奮我的事情，我一直都記得。這是第一次有人明確地告訴我這些，而它改變了我對我生病的看法。他說：「你知道這不是你的錯，對嗎，喬希？」

我盯著他，有點承受不住心中的感動。

我點點頭，眼角泛淚，儘管我們的討論非常實際。

「我是認真的，喬希。」——他現在說得更認真了，身體向前傾以直視我的眼睛——「你生病了，這不是你的錯。就像如果你有身體上的疾病，癌症或其他什麼，你不會責怪自己，對嗎？」

我又搖搖頭。

「嗯，這次也一樣。你得了一種疾病。你有嚴重的憂鬱症，一種疾病，就像生任何病一樣，你需要善待自己，給自己時間去療癒，我們可以給你藥物，幫助你度過這個過程。好嗎？」

「好的。」我又哭了。

嗯，可能聽起來很奇怪，但是直到他對我說這句話，我才完全意識到我生病了。我知道事情不對，但我以為我是虛弱，正在經歷一個突發事件，一個危機，瘋狂的……隨你怎麼說，但是生病？我的上帝，就是這樣，我病了！

他的話就像一把剪刀，把我從和我的憂鬱症之間的一些聯繫剪開了。我現在明白了，這就是我康復的開始。一個微小的開始，就像打開以前沒有空氣的房間的窗戶，就像把一束薄薄的光照進一個黑暗的房間，像從我的耳朵裡拔掉一個塞子，讓最細微的聲音滲透進來，之前只有寂靜。我可以看到他的嘴在形成這些字眼，聽到他的聲音發出這些詞，我意識到，這不是我的錯……這不是我的錯……這不是我的錯……

他解釋說，有幾乎是無限的藥物，和幾乎無限種的劑量組合，在找到適合我的藥物和劑量之前，我們必須嘗試這些藥物。這份資訊不僅讓我感到沮喪，而且感覺在我得到可能改變病情的藥物之前，我還有一座山要爬。

他注意到我挫敗的表情，然後說：「我要給你開一個新的處方，好消息是，喬希，如果這個藥不管用，還有另一種藥可以試，還有另外一種，還有另外一種。」

我笑了，儘管我感到沮喪，即使經歷了一切，我仍然希望我能服用一種神奇的藥片，讓這一切都消失。

下一種藥叫做彌鬱停（Mirtazapine）。我現在很清楚步驟，直接去了藥房。我先吃半片藥，十五毫克，幾天，然後將劑量增加到三十毫克。彌鬱停很快見效。

我意識到自己感覺很迷濛，有一種新的醉酒的感覺。我的語言能力受到影響，說話亂七八糟的，最重要的是我每天睡覺長達十八個小時，之後我就會不情願地醒來吃東西，滿足我巨大的胃口。我的體重迅速增加，我的臉變得臃腫，眼睛凹陷。我無法忍受看到自己的樣子，就是在這段時間裡，我的自我厭惡達到了頂點，這只會使我的憂鬱症惡化。我不覺得自己是人類的一部分，我和社會脫節，像個奇怪的生物，一生都在睡覺、進食、與惡夢搏鬥、再重複……

我就這樣生活了六個月。

這很可怕，真的很可怕。我甚至沒有辦法去回想。

那不是活著。

Chapter 17

艾曼達
天賦異稟的男孩

「愛的力量有一種安慰；它能使一件事變得可以忍受，
否則會讓大腦過度疲勞。」

威廉・華茲渥斯（William Wordsworth）

喬希正在服用他的第二種藥物，效果是毀滅性的。他身體變得臃腫，只有要吃東西的時候才會動，然後又接著睡去。這些藥物彷彿對他來說有毒，研究過它們的影響，資訊似乎都一樣——需要時間讓他的身體適應，讓藥物發揮作用。他堅持了下來。我們眼睜睜地看著，不知道還有什麼可以嘗試，但是很感激他願意試試這些。我一直希望，祈禱藥物會開始履行承諾，讓他感覺好一點，如果不是完全好轉，至少也讓他好轉足夠長的時間，可以從他的憂鬱症得到一些喘息，從令人衰弱的疲憊中稍微休息。我想這種休息將有助於減輕他的疲憊，而終將使他的病得到療癒。雖然我很擔心他對抗憂鬱藥物產生依賴性，但是等我們終於帶他去看家庭醫生的時候，我已經願意嘗試任何可能對他有幫助的東西，任何東西都行。我們決心盡我們所能阻止喬希自殺的企圖。

到了這個階段，每一個來我們家的人都會發現，喬希的情況很糟。我還記得當喬希穿著睡衣出現，披頭散髮，不說話，朝他們的方向瞥一眼，似乎在試圖弄清楚他是否認識這個人，以及他們想要他做什麼時，家裡數不清的訪客臉上的表情。這讓我心碎。這時我會匆忙帶過一個微笑說：「哦，喬希今天不是太好。你快點回去睡覺吧，親愛的？要我拿什麼給你嗎？」想將他從悲慘的互動中解救出來。

雖然我們沒有向所有人宣佈這個情況，但我們對家人和朋友以及任何會問起的人態度是公開的——關於他有重度憂鬱症的事。起初，我不敢承認，在我的腦海深處仍然期盼「少說少錯還有救」這句老話能夠適用，希望他能康復，不會讓精神疾病的污名伴隨他一生。然後令人驚訝的事情發生了，這是我完全沒有想到的，但隨著向別人坦承喬希患有憂鬱症，出現了各種各樣的反應，有些是善意的、謙卑的、支持的，有些則是徹底令人憤怒、無知、殘忍的。

有些人這樣問我：你的兒子天生就很有才華，出生時沒有殘疾，他在一間醫療設備和藥品都供應無缺、很先進的醫院裡出生，而且那家醫院位在一個富裕的國家，沒有戰爭、饑荒和極端氣候的危險。他出生在一個愛他、培育他的家庭。他有一個家，有一個永久而且舒適的屋簷在他的頭頂上。他擁有完整的支援、教育和照顧，所以他到底有什麼理由憂鬱呢？

錯！錯！錯！

以下是我經常被問到的問題：

「他有什麼好鬱悶的？」

「憂鬱？他為什麼會憂鬱？」

「喬希？憂鬱？那怎麼可能？」

「他只是需要找一份工作。」

我可以繼續說下去……多年來我被問到的問題，都有相同的影射，同樣的角度，同樣的深層訊息。這個訊息通常會出現在無知的、不瞭解情況的、嘲諷的、不相信的人，以及對這個主題樂觀而自信的權威人士口中，他們從來沒有經歷過像憂鬱症這樣邪惡的疾病。我很憤怒，至今仍非常生氣！

他們問的問題實際上是：

「一個多才多藝的人怎麼會憂鬱呢？這沒有道理，他只是需要振作起來。我的意思是他看起來還不錯……還是他只是懶惰？現在有很多饑餓的人在街上乞討，喬希還不是其中的一個！我不明白！有人在打仗，而他躺在家裡，電視的遙控器觸手可及！有人失去了他們的家……在火災中受傷……面對失落……在債務中掙扎……我遇過更糟的情況，但我沒有得憂鬱症！」

然後我就得忍住衝動才不會大喊：「你裝懂個屁！」

就這樣一直繼續下去。這就是我們遇到的狀況！

對於所有皺眉頭、緊閉嘴唇、把頭縮進肩膀裡帶著評判的人，我想說的是：

想像一下，如果你把注意力從你正在做早午餐的爐子上，轉移到坐在餐桌旁你深愛的人，他在哭泣，手臂嚴重骨折。我說的不是有點破裂，而是碎裂、斷掉、壓碎、粉碎、軟趴趴的，你帶他去看醫生，醫生說：「嗯，我不知道該怎麼做才能讓它好起來。有幾件事情我們可以試試，可能會有效果……但也可能沒有效果。」

於是你小心翼翼，非常小心地扶他回到車上，打電話給他的公司，解釋說他發生了這件可怕的事情。現在想像一下，電話那頭的人哼唧了幾聲，讓你知道他們希望這狀況不會太久，因為長期的事情都是很煩的、不方便又昂貴的，而且「儘快回到正軌」對大家來說都是更好的。

與此同時，你摯愛的人還在啜泣，「拜託，讓它停下來！好痛苦！讓它停下來！幫助我！」

你在驚慌失措的狀態下手忙腳亂，因為你不知道如何幫助他！你拔掉你的頭髮，努力想出該怎麼做！但你沒有受過訓練，而且你很害怕，要怎麼樣才能治癒他的痛苦，讓一切好轉？你如何幫助他在斷骨懸盪、手指開始脫落、創傷外露的情況下生活……？

「拜託讓它停下來！好痛！拜託！我再也受不了了！」他越叫越大聲，你的腸胃也跟著翻騰，部分原因是他們的痛苦，部分也是你的無能為力。

然後你鼓起所有的勇氣，決定尋求幫助，因為你不能只靠自己，你認為最好的辦法是告訴家人、朋友和鄰居，你所愛的人已經有點不正常，你成了失蹤人口（不能參加聚會或見面喝咖啡或去看電影或散步）的原因，是他發生了這件可怕的、沒有人願意的事情，需要支援和理解，你也需要。你溫柔地解釋，這種痛苦可能是無止盡的，也是一種負擔！他不能休息，不能工作，不能睡覺，甚至不能正常思考！要弄清楚如何解決這個問題並不容易，也不會很快，也許根本不可能。這種全面毀壞的、痛苦的狀態，事實上，可能已經是最好的狀態。

現在想像一下你信任的那個人，這個家人／朋友／鄰居，你勇敢地向他透露你所愛的人受傷的程度和他的痛苦——想像一下，他們的反應是這樣的：「哦，我的朋友也有這種情況，但她現在好了。她做了瑜伽，還喝療癒茶。我想我哥哥也有這個症狀。他開始吃素，又開始玩水肺潛水。」

你的眼神有點困惑，說：「謝謝你，我可能會建議他。」

但他們還沒有說完。

「他試過用手臂嗎？連拿起一個箱子都不行嗎？試試看？下床？拿起箱子？」

「為什麼喬希不去散個步，只是小逛一下？新鮮空氣有神奇功效！」

你先是笑著回答：「嗯，不。他不能用胳膊，它垂下去了，骨頭斷了，皮膚裂開，一團糟……他很痛苦。」

（「喬希不能下床，他無法保持清醒……」）

「好吧，我不是說大箱子，但是一開始用個小箱子怎麼樣？之後誰知道……」

這一次你回答得更堅決一些，「哦，不行。他的手臂沒辦法用，完全沒辦法，而且還影響另一隻手臂，事實上一切都受影響。他很痛苦，臥床不起，他被這樣的生活壓得喘不過氣來，疲憊不堪。」

（「他的大腦已經壞了，他無法思考其他事情，根本沒有辦法思考……」）

「一個小小的盒子呢？」

你必須咬住舌頭，才能忍住衝動，不拿起那個比喻的盒子，塞進他們比喻的屁眼裡，因為他們就是不懂！

當有東西壞了，顧名思義，就是不能用了！而憂鬱症就是大腦壞掉了。是一種疾病。一種斷裂。生病。萎靡不振。沒有人，地球上沒有人，不管他們在哪裡出生，如何出生，他們出生時有沒有什麼天賦，都不會選擇憂鬱症。懂了嗎？

很好。

現在想像一下，作為患者，你痛苦不堪，被疾病折磨得筋疲力竭，而且你還必須克服偏見、假設的知識和誤解，試著進行那樣的對話。這確實是我的經歷。我記得我曾向一個熟人傾訴過，他對我說，「天啊，每個人都很憂鬱。我想我會喜歡那樣，在床上躺一個星期，有人端茶來給我喝，我行！」我無言以對，只能想像喬希的臉就像一個老人的臉一樣，帶著不安的厭煩和疲憊，在床墊上動來動去，還有一顆凌晨三點還不停呻吟的心。我覺得我的眼淚都快流出來了。

在這之前，我們甚至談到恥辱和恐懼，亦即精神病在最好的情況下是不可預測的，最糟的情況則是會傳染的！是的，真的，很明顯有人不想染上。我現在翻白眼，放下我的筆記型電腦，去找杯茶，療癒的茶，我希望有。我需要冷靜一下……

好了，喝了兩杯茶，有點幫助，一點點。

我開始認為喬希的憂鬱症是一個黑暗的怪物，一個住在我們屋簷下的陰影。一個我們都害怕的巨大怪物，一個如此可怕的話題，以致有時候我們認為最好就是不要提起牠。我們都假裝我們看不見那個怪物！

你能想像嗎？小心翼翼地走來走去，參與演出最差的默劇，在喬希身邊躡手躡腳，偽裝成一切都好，一邊聊著未來的日子，一邊在早餐桌上把牛奶遞過去配玉米片，背景播放著收音機，而喬希則坐在對面的椅子上哭泣。

「牠在你後面！」

是的，牠就在我們身後；我們吃飯的時候牠就在餐桌旁，晚上刷牙時，牠在背後朝著我們的肩膀看過去，甚至坐在床底，在我每晚兩次去廁所時盯著我看。一次是去上廁所，第二次是一個小時後，只是為了變化，在騷動不安的凌晨時分換個環境。我很少能睡一整晚，如果我在凌晨時醒來，那就完了，不能再睡回去了。我發現這個時候世界是最孤獨和最安靜的。我會躺在黑暗中，聽著喬希在走廊上走，移動床頭櫃上的杯子，打開或關掉檯燈，哭泣。他手機的藍光會從門的縫隙中窺探著，我知道，即使我可以去睡覺，我也睡不著。我感到內疚的是，我的大腦可能允許我睡覺，而那是我兒子所渴望的。這就像在一個很餓的人面前吃東西一樣，不可思議。

問題是，我不知道如何辨認這個怪物，牠挾持了我。我不知道該對牠說什麼。是站直了身子，像對一個不受歡迎的入侵者一樣面對牠？我避免使用憂鬱症這個詞，而採取籠統的說法，「喬希不太好」和「今天不太順……」，我認為如果不讓這個詞進入我們家，牠就不會扎根。

我不知道如何對付這個怪物，我們都不知道。我每天都在想，我應該進行報復，抓住我的孩子吼叫嗎？但怪物可能更生氣或比我吼叫得更大聲，迫使喬希做出無法想像的事情，把他從我身邊永遠帶走。那麼，我會怎麼樣？當我過去認為是例行公事的一切，現在都被干擾或破壞時，我已經因為與那怪物共同生活太久而屈身且脆弱不堪了。繼續無視這個怪物感覺輕鬆一些，但對我的自尊心和被打碎的自信心卻沒有什麼幫助。

我也對那個怪物保守祕密。我沒有告訴喬希我有多害怕牠，比我一生中遇到的任何人或事都要害怕。為什麼？因為牠的雙臂環繞著我最愛的人。牠把喬希抓在手裡，坐在那裡，在我兒子耳邊低語，煽動他的不安全感之火。我成了以前的我的畏縮的影子，因為事關我的兒子。我保持笑臉，吞下威脅我的噁心感，我的手在顫抖，我的頭痛欲裂。我很累，我被打敗了，我很低落。我曾經每天晚上洗澡時就哭，每天早上淋浴時也哭。我痛恨我愛的人竟然聽從怪物的吩咐。

這感覺就像我和牠之間的拔河比賽——獎品是喬希。

我幻想對著牠大喊大叫，對喬希大吼：

「滾出我的房子，把你手從他身上拿開！」

但我不敢——因為我真的無法預測誰會贏——然而……直到我意識到怪物已經爬過我家的門檻，悄悄地、無聲地住下來的那一刻，我真的相信，當碰到我的孩子時，我能打敗任何敵人！

我還保留了其他祕密。

我沒有承認，有時當喬希沒有接電話，我的心臟會停止跳動，我的想像力喚起非常可怕的景像，甚至現在都能讓我流淚——我想到那些可怕到根本說不出口的場景，但喬希迷失在裡面，被帶走，被屈服……而我的心碎了。

現在我寫下這些話時，甚至還在哭泣，不得不承認，與我心中的恐懼之鼓交織著的是一個逐漸滋生的想法：如果最壞的情況真的發生，至少我所愛的人將不再受苦，也許那是最好的結果。天啊，這是什麼樣的想法，多麼可怕，多麼可怕的想法啊！竟然覺得那樣可能是對他最好的選擇！在最糟的時候，他的痛苦讓我的痛苦感覺微不足道。對他來說，過去和現在一直是一場無情的戰鬥。

我唯一確定的是，我永遠，永遠不會放棄他。

永遠不會。

很難承認，但我曾希望他的痛苦是身體上的。我當然希望他根本沒有痛苦，但如果他必須受苦，我想那可能更好一些。

你能想像這種情況嗎，你竟然希望你的孩子有某種疾病？不，我也不能，直到憂鬱症來到我們家，就像任何攻擊骨骼和組織的陰險疾病一樣，但更狡猾，更難確定，而且似乎沒有我們迫切渴望的保證有效的治療方法。最困難的是，看到你想盡辦法治癒的人只是敷衍，好像一點都不在乎解藥，好像他是敵對陣營的！

不是有意識的，而是因為他被這種疾病吞噬了。

這讓我想哭，讓我想尖叫，想用拳頭捶牆壁。

「來吧，喬希！來吧！我們不能自己來！你需要幫助我們，你需要幫助我！」

沒錯，憂鬱症來住在我們的房子裡，牠用陰影覆蓋了窗戶，給這個地方蒙上永久的黑夜氣息，吸走所有房間的歡樂，以至於睡眠不足的我和西米恩在半暗的燈光下爭吵不休，而班寧願待在其他地方也不想回家。

牠拉下百葉窗，遮蔽了光線。

牠擋住了所有的光線。

Chapter 18

喬希

好了，耶誕快樂！

「我已經彎曲和破碎，但——我希望——變成更好的形狀。」

查爾斯·狄更斯（Charles Dickens）

我已經服用彌鬱停幾週了，每一天，我都希望自己能開始感覺有正面的效果，有一點什麼，任何東西都好。然而，我是如此的迷糊，以致於我很難分辨這個藥是否有作用。每一天的失望都沒有轉機，就像一把鐮刀，砍斷了絲毫樂觀的跡象。

當天氣變涼時，我已經在家待了大約六個星期。我隱約意識到耶誕節即將來臨，但沒有任何興奮或期待的感覺。我只希望它已經結束了。這是另一個標記，顯示我已經偏離人們認為的「正常」有多遠。我並不總是討厭過節，在幾年前的耶誕節前，我才站在帝國大廈的觀景台上，當時正好開始下雪，我不得不承認，即使是我也感受到節日的「魔力」。這種感覺現在只剩下一團模糊的記憶，就像從一面破碎的鏡子回望自己的經歷，全被憂鬱症蒙上一層霧氣。

罹患嚴重的憂鬱症，服用的藥物又對我的疾病沒有什麼正面的幫助，感覺就像生活在一個時間錯位裡，當我往回看時，我無法將一天與另一天分開。

每一天都很悲傷。

每一天都是一樣的。

每一天都很累。

我幾乎不說話了。我不僅覺得自己無話可說，也不想聽別人的想法——我自己的想法已經夠難處理了，我想沉默比較不會招來意見。媽媽和西米恩一直問我要不要回去看精神科醫生。我看得出來，他們想趕快回去做一些可能唯一對我有正面影響的事情，或者至少對我有點影響。我不想回去，不覺得和他或任何人談話對我有什麼幫助。家裡其他人來來往往，在桌子上聊天，我覺得自己像個旁觀者，當他們直接叫我時，我常常感到驚訝，因為我常常覺得自己是隱形的，他們的叫聲提醒我，我可以被看見。

我跟外界的接觸很少，除了看 YouTube 影片、看 Twitch 串流媒體和聽 Audible 上的播客以外。

我的朋友沒有能力面對我的疾病，這是可以理解的。我沒有直接告訴他們，但是班和我有差不多的交友圈，我知道他們早就發現了。我並不怪他們，一點也不——我狀況太差沒能力處理這個問題，我沒有多少選擇，我糟透了，無法羨慕他們忙著做二十多歲時做的事和所有相關的事物。正常的生活與我的存在方式相去甚遠，我花了全部的力氣才醒來，而在大多數日子裡，我洗澡也沒力氣。到最後連出門也讓我充滿恐懼，更不用說與人交往了。

就像生活在一片迷霧中，我的行動變得遲緩，思想飄忽不定。回顧過去，我知道這可能是我最害怕的時候。我被困在家裡，我的整個世界是一個十四乘十六英呎的盒子。我知道我有憂鬱症，我知道我生病了，但我不知道的是，也沒有人能告訴我的是，我敏銳的思想是否能恢復或何時恢復。用我的方式進行思考的能力一直是我的唯一的優勢。我的身體可能經常讓我失望，但我的大腦……我無法想像沒有清晰的思考的生活會如何，那一直是我的常態。如果說我感覺有什麼正在開始，那就是憤怒和不耐煩。現在我明白了，這兩者都是正面的一步，慢慢地開始取代麻木感。但是當然，我那時沒有意識到這一點。

屋子裡的氣氛至少可以說是緊繃的。對我來說，睡覺不再是睡覺，而是逃避，那是一種再多的睡眠也無法解決的疲憊狀態。閉著眼睛躺在床上是我所知的唯一生存方式。當戰鬥的目標是為了保持清醒或張開眼睛，甚至是看著另一個人的時候，聽到去「愉快地」散個步或「和朋友見面」，就相當於有人建議我去攀登喜瑪拉雅山，並在山頂上做星形跳躍來減重。我希望人們不要再提建議了——他們顯然不知道我在經歷什麼。幾乎每個到家裡來的人，不管是朋友或家人，都會提出很多不同的建議：

「你為什麼不出去走走？」

「我們去走走好嗎？」

「想去散步嗎，喬希？」

「去散個步怎麼樣，呼吸一下新鮮空氣？」

每一次我不得不禮貌地拒絕都讓我感覺很糟糕。我不但沒有精力去散步，而且他們一點都不了解事實，反而增加了我的孤獨感。

我繼續服用彌鬱停，認為我的身體會習慣它，渴望得到我所想像的改變。我知道那位精神科醫師已經說過，治療症狀的藥物和劑量組合和得憂鬱症的人一樣多，但我有種不合邏輯的信念是，事情會趨於平穩。事後看來，我知道那並沒有發生，但我被困在一個漩渦中——藥物是唯一的選項，所以我接受了。有在做點什麼感覺好些，一旦我開始服藥，我就不願意相信藥沒有效用，也不想相信我忍受這些藥物恐怖的副作用都是白費，所以我繼續服用……

耶誕節來了又走了。真是太糟了。房子裡充滿了人，嘈雜的人，而我只想要安靜。我從來就不是太喜歡聖誕歌曲，在那時，叮叮噹的聖誕鈴聲和歡樂的歌詞就像有根鐵錘敲打在我頭骨上。我記得我離開我的床，冒險下樓，屋子裡很多人令我招架不住，其中許多人拿著禮物衝向我。

這實在太誇張，太誇張了。

我走進起居室，裡面似乎擠滿了人，都喝著飲料，穿著聖誕節套頭衫或閃亮的衣服，氣氛很有趣而歡慶。我覺得他們好像都抬起頭來，被我的出現驚動，氣氛發生了變化，變得安靜而嚴肅，彷彿大象來到樓下，現在就在房間裡一樣。

我沒有加入他們的聖誕午餐，但可以聽到他們的談話透過地板飄進我的房間。我在房間裡吃了一個三明治，哭一哭就睡了。我記得我穿著睡衣溜回樓梯，看到有一兩個人沉著臉，好像我很無禮，實在他媽的太糟糕了。我忍不住想到，如果一切早一個月左右進展順利，我甚至也不會在那裡過耶誕節——這不過是一個粗略的想法。我喜歡普萊歐立（The Priory）心理健康中心的「憂鬱症與耶誕節」的提醒，它建議：「社會向我們灌輸了耶誕節是充滿歡樂、笑聲、愉快和聚會的時刻。然而，對於為憂鬱症所苦的人來說，不斷的提醒你應該快樂，可能會使你感覺更糟。」[13]

新年裡，媽媽和西米恩去清理和交還南安普敦的套房，我知道我必須告訴他們藏在床墊下的東西。

我把西米恩叫到我的房間——我很緊張，我知道這個發現會超過媽媽所能承受的——我說，「當你進去我的公寓時，我要你從我的床墊下拿一個東西出來。」然後我試著找些話來解釋我買了自殺藥。這很難。我的舌頭黏在我的上顎。

西米恩搖了搖頭。「你不必告訴我，喬希。」

「我要。」我強調。「我這樣做是因為……」

「不，兒子。我知道你在說什麼，我去帶你回家那天我就發現了。我把它們帶回來，然後沖進馬桶。」

「媽媽知道嗎？」

西米恩點頭。

知道他們一直都知道完整的情況，感覺很奇怪，在某些方面也鬆了一口氣。我也意識到，他們本來可以有完全不同的反應，生氣或抓狂，質問我，但是他們沒有這樣做，我很高興他們保持了平靜。正是在這樣的時刻，我明白我有多幸運，能有他們這樣的父母。他們可能不總是「很了解」，而媽媽肯定會讓我覺得煩，但他們從未停止努力去理解和做對的事情。

Chapter

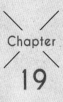

19

艾曼達

彼得，彼得，聖誕紅！

「當你愛一個人的時候，你愛的是這個人本來的樣子，
而不是你希望他們成為的樣子。」

列夫．托爾斯泰（Leo Tolstoy）

在西米恩發現藥片的那件最糟糕的事之後，喬希從大學回來到耶誕節之間只有幾個星期，我把所有的家人都找來我們家，我希望聚會是完美的，又再次盲目地到處跑，而完全失去了控制。

我去阿斯達（Asda）超市買了一大堆食物，記得我站在收銀櫃台的尾端，袋子打開了，但是我腦子裡有太多東西，結果忘了打包，東西在袋子周圍堆積如山，我只是盯著看。當下很混亂，我不知道該怎麼辦。我很累，心煩意亂，淚流滿面。在我身後排隊的一個女人擠上來，開始把我買的東西塞進袋子裡——「拿去，親愛的！」她嘲笑我——我看著肉餡餅被壓在幾公升牛奶下面，水果被扔在上面。她的諷刺和被動式攻擊是我無法承受的，我拿起我的手提包就走了，留下她對那位不知道該怎麼辦、可憐的收銀員大吼。

那時，可以說是喬希最需要安慰的時候，但如果我向他伸出手，他會直接閃開，好像被我碰到有毒似的，好像我只會把事情搞糟，任何接觸都會打破他存在的美好的孤立狀態。我看到他的時候變得有點緊張，因為他會對我皺眉頭或茫然地盯著我，我不知該如何回應。我覺得自己很沒用。西米恩只能告訴我，一切會穩定下來，而班卻遲遲不回來。真是該死的耶誕節！

我希望在耶誕節當天，抗憂鬱藥已經開始發揮正面的效果，還希望耶誕節的轉換氣氛可能對喬希是好的。

但事實並非如此。

我現在知道，這是我的一個失誤。我猜這也是我逃離包圍我們的酸性泡泡的方式——當你住在一個狹小的空間裡，你很難逃脫憂鬱症令人窒息的特性，即使憂鬱的不是你。如果我仔細思考，我是想當班的好媽媽和西米恩的好妻子，同時試著彌補他們需要我的時候我不在的事實。

我決定儘可能讓房子看起來更有節日氣氛。我把冰箱塞滿好吃的東西，精心地把常用的襪子、褲子和鬍後水都包裝得非常漂亮。我的計畫是，這樣一來我就可以分散大家的注意力，不去注意現在已經在我們家裡住下的怪物。

我面帶微笑，迫切地想讓這個節日成為我們的另一個兒子、我們的父母和大家庭裡年輕的侄女和外甥們最好的假期——他們當然值得感受這個魔力，我們家有一頭黑暗的、不受歡迎的怪物不是他們的錯，所有小孩子們關心的只是吃糖果和玩遊戲。這也不是喬希的錯，但他花了很多時間待在臥室裡過節，好像被放逐一樣，在床墊上尋求安慰，那張床已經成為他堅實的彈簧島避難所。

他不時會出現，高大的身軀尷尬地擠滿走道，似乎不知道如何與人打招呼，不知道該坐在哪裡，還可能第一次意識到，與其他每一位身著正裝的客人不同的是，他穿著睡衣或內衣，頭髮沒有洗過，他的呼吸不太清爽，皮膚蠟黃，他的眼睛空洞無神。

這讓我心如刀割。

家人都趕著問候他。

「喬希來了！」

「你好，喬希！」

「聖誕快樂，親愛的！」

「我們很想你！」

「愛你，喬希！」

「來這裡坐吧！」

「我們要拿什麼給你吃？」

在他們到來之前，我們已經把情況告訴我們最親的家人，看著他們每個人的臉都陷入了痛苦，緊接著就是問：「我們能怎麼幫助他？」如果他們真誠的話語和肯定的關愛能夠療癒，他早就在走廊上翻跟斗，唱起歌來。但我知道一個事實，即使那些話是子彈，他也有彈性盔甲可以抵擋，沒有什麼能刺穿憂鬱症給我們的孩子披上的外殼。他們的話語從他的悲傷中滑落，匯集在地板上，讓我們跌跤。

喬希會盯著那些用如此期待的表情看著他的人。他似乎不勝負荷，焦慮不安，有一兩次他向孩子們揮手，可能還親吻他的外公外婆，但更多時候，他是從廚房拿一杯水，就溜回樓上。

當他的臥室門緊緊關上的時候，我媽媽會流淚，我爸爸會坐在那裡，眼眶濕潤，我和西米恩會交換一個完全、完全無助的眼神，然後班會悄悄地回到他的房間。這些問題仍然像死亡之牆中的摩托車手一樣無休止地奔跑——我們要怎麼讓他好起來？我們應該做什麼？我們還能像這樣生活多久？

我努力把家裡變成一個節日的仙境，買了聖誕紅，無論如何都不是我最喜歡的植物，而且耶誕節過後我會很討厭它們。我提到這個該死的植物，因為在我努力應付我兒子的精神疾病的過程中，我做了一些相當瘋狂的事情，包括：向我不相信存在的上帝祈禱，購買我也不相信存在的其他神靈的雕像和圖片，並且每天向它們祈禱，請求他們幫助我找出如何讓喬希好起來的方法，向慈善機構捐贈大筆金錢，希望因果報應是真實的東西。哦，還有把那朵聖誕紅擬人化。

是的，你沒有看錯。

我並沒有說那合乎邏輯。

或是有意義。

我會這樣做是因為我絕望無助，而且是基於非常真實的恐懼，亦即如果我的兒子決定結束他的生命，我完全不能做什麼。這種恐懼一天在我的內心打好幾拳，所以我不得不學會如何演戲，對著電視或廣播節目微笑和大笑，同時我的胃卻因為一個簡單的事實而翻攪：我沒有能力保護和捍衛我最愛的人。

我把聖誕紅——為方便討論，我們就叫他……彼得（好吧，我真的叫他彼得）。彼得買來是為了讓電視室那一片沉悶的窗台加添一抹溫暖的紅色——怎麼不會提振喬希的精神呢？

有一天我走進房間，喬希在沙發上睡覺，他已經在那裡躺好幾天了，像往常一樣，只在小便、喝水和吃吐司時才起身。這段時間裡，我和西米恩就由著他，都沒有坐下來看電視，因為我們不想吵醒喬希。他的病也剝奪了我們一些東西，那就是坐在沙發上喝茶，看電視節目的小小自由。這是對家庭生活的無數微小干擾之中的一個，導致一種低度的怨恨感。然而，看到他在沙發上睡著也是個短暫慶祝的時刻，因為當你的小孩的世界限縮到一張床的時候，他能跑到沙發上睡覺是一件好事，好事。

我注意到，彼得看上去非常地垂頭喪氣，這時距離耶誕節還有一個禮拜左右。我幫它澆水，可能還說了一些溫和鼓勵的話語。

「加油，彼得，不要放棄。你很漂亮，很鮮豔，會讓耶誕節變得美好。」

做完家務後，我整理床鋪，把浴室打掃乾淨。我把床單拔起來洗，打掃了浴室，然後突然想到去察看一下喬希……結果，奇蹟中的奇蹟出現了，他坐起來了！而且不但坐起來了，似乎還很清醒，精神狀態也很好。看到他的舉止有些許的改變，發現他很警醒，讓我的精神為之一振。我一如往常在這些時刻，很熱切地想利用這個機會，看看我是否能對他的精神狀態有一些瞭解，能有助於他再次陷入睡眠狀態時，或當他穿著內褲出現在門口，目光呆滯時，我能有計可施。

我跪在地毯上，對著他微笑。

「嘿，喬希。你現在覺得怎麼樣了？」

「我很好。」他的標準回答。

「我可以給你什麼東西，讓你覺得更舒服一點嗎？」

他搖搖頭，把毯子拉到下巴下面。

「好吧，我過一會兒再來看你，如果你想要什麼，或是你想要聊聊，就大聲叫我。」

「我很好。」

就在我起來準備離開的時候，我看到窗台上的彼得聖誕紅，他非常地活潑。他的葉子驕傲地向著光線拱起，深紅的顏色似乎比之前更有活力，新的嫩芽驕傲地站在植莖上，喬希順著我的視線看過去。

「植物看起來不錯。」他用很久沒用的聲音沙啞地說。

我點點頭，被一個想法佔據，就是我之前說的最不符合邏輯的念頭：如果我能夠保持彼得的健康，如果彼得不死，那麼喬希也不會死。好像這棵栽在俗麗的金盆子裡的花俏植物在某種程度上是喬希所有狀況的晴雨計。

我衝下樓，打開我的筆記型電腦，就像在尋找照顧憂鬱症孩子的指南時一樣，我讀遍關於如何照顧聖誕紅的資料。我學到適量的水、土壤深度、多少日照／陰影是最好的，我決心讓彼得保持最佳狀態。

我做到了。

有好幾個月，好幾個月，好幾個月……

有一次差點錯過，那時我在倫敦的一個錄音室工作，錄製我的一本有聲書，連續六天不在家。我回到家，直接衝上樓梯，發現喬希已經睡著了。我很心疼地看到彼得快凋萎了。我淚流滿面，把他摟在懷裡，把他帶去廚房的水槽邊，我溫柔地摘下那些棕色、變脆的小葉子，驚愕地看著一些看起來更健康的葉子被我一摸直接掉了下來。我給他澆水，告訴他雖然耶誕節已經過去了，但他還是很有價值，為原本沉悶的房間增添了美麗。

「你為什麼哭？」西米恩從走廊裡問道。

「我的植物差點死了！」我解釋說。

「它只是一株植物。」他不解地盯著我。你累了嗎？親愛的？你要去睡覺嗎？

「我很好。」我隨口答道，它似乎有點作用。我努力不讓自己大喊：這不只是一株植物！這是彼得！我必須讓他活著，因為在他盛開的那天喬希醒了，坐了起來！我無法解釋為什麼，但我認為他們是有關聯的，我不能讓他們其中的任何一個凋謝，枯掉或萎縮。這由我決定。我必須讓他們活著！

又過了一陣子，我讓喬希幫我照顧彼得，他答應了，他有時給他澆水，照顧他，這給我帶來極大的喜悅！我知道在那些日子裡我睡得比較好了。

也是在這段時間裡，西米恩每天晚上都會緊緊地抱著我，讓我哭著入睡，然後他會握著我的手，我們的手臂在床墊上形成一個V字，他讓我知道萬一有什麼事，他就在那裡。我會睡幾個小時，然後在凌晨時分猛然驚醒，就像突然想起我沒關熨斗或忘了關窗戶一樣。就是這種心驚肉跳，覺得世界上的一切都不對勁的感覺，我會突然扔掉被子，躡手躡腳地離開房間，穿過門廊走到喬希的房間。我發現他要麼睡著了，好像痛苦地蜷著身子，要不就醒著，手機的光在黑暗中照亮他的臉，他在無休止地瀏覽 YouTube 影片或狂看套裝節目；任何東西，任何可以打發無盡的乏味夜晚的事物。他對我的出現幾乎沒有反應，以至於我不得不很靠近地看他是醒著還是睡了。諷刺的是，他告訴我，他希望黑夜趕快過去，這樣他就可以迎接黎明，整天躺在床上睡覺／打瞌睡／看無意義的 YouTube 影片和套裝節目，才可以很快到晚上……你明白這意思。對他來說，這是他試圖讓時間流逝或停止的無盡循環。

有一天晚上，當我站在門口的時候，他抬頭看著我說：「我不能再這樣下去了，媽。」

我的心臟狂跳。我以為他是在告訴我，他想放棄了，想退出，我感到恐慌，努力形成能夠安慰他的傷痛的一個句子。然而，他接下來說的話，對我來說就像一首交響樂般悅耳。

「我不能一直吃這種藥還一直感覺這樣。我想要停止吃藥。」

「好的，喬希！無論你認為什麼是最好的，我們需要弄清楚如何做到，以及接下來會發生什麼，但是，好的，你怎麼想都好……」

我幾乎是跳著回到床上，叫醒了西米恩。喬希不只與我互動，他還說要採取行動，做出改變，表示他有想到自己的未來。這真是**不得了**，而且是一年多來他第一次表現出願意倚靠自己的想法或決定。我躺在枕頭上，看著坐在我們床腳的那個怪物，牠看起來小了一點，而且有點害怕。

「這就對了，你這個混蛋！」我要贏了！

「你說什麼？」西米恩在睡意朦朧中問。

「沒什麼，親愛的。晚安。」

Chapter

20

喬希

另一個全新的開始……

「如果你想，你可以墜落，但是你必須再次站起來。」

詹姆斯．喬伊斯（James Joyce）

我非常突然地意識到：我不想要繼續服藥，任何的藥。我不想繼續像這樣生活下去。我的存在沒有意義，是建立在睡眠多於清醒的基礎上。當我醒著的時候，我覺得很茫然，就像我不在場一樣，那是沒有生命的。我無法記住別人問我或告訴我的最簡單的事情。我的大腦是一團漿糊，毫無意義。我是一具殭屍，從另一個世界來的，不正常，我從心底知道，如果我繼續這樣下去，就會迷失，可能永遠迷失，這個想法比其他任何想法都讓我害怕。

回想起來，這個意識其實是往正確方向邁出了一大步。不管藥物治療是正確的還是錯誤的，那是我重新獲得控制權的第一步。我看著手中的藥片和另一個裝著下個月藥量的口服劑包裝，我真的不得不強迫自己把藥片塞進嘴裡吞下。好像在我的內心深處有一個小小的聲音，已經失去一陣子的理性的聲音，讓我發出這個疑問：你為什麼要吃這個，喬希？你認為有幫助嗎？而答案是，我不知道為什麼我還在吃這些藥，不，它們沒有幫助。

我懷疑它們對我來說是弊大於利，而且知道如果會產生正面的效果，現在早就已經發生了。我曾希望藥物會起作用，讓我有短暫的休息，可以減輕我的憂鬱症最嚴重的情況。我希望它們能像對其他人那樣：消除我的極度悲傷，消除我想自殺的感受。對我來說，問題是它們也消除了其他的一切，以至於我變成一個行屍走肉。如果說西酞普蘭對我來說是一塊膏藥，那麼彌鬱停就是一道縫線，問題是下面的傷口並沒有癒合的跡象，這就是我的問題。藥物並不是我在尋找的解藥，它們是一個面具，無疑是一個有用的面具，我可以知道，對於那些設法取得正確的藥物和劑量的人來說，這可能是與憂鬱症共存的方式，但對我來說不是。

最近幾個月，我研究了抗憂鬱藥的使用，瞭解到，對於好幾百萬人來說，抗憂鬱藥是把他們從邊緣拉回來的東西，藥物削弱他們的憂鬱症狀，讓他們能夠正常運作。我曾與許多靠著服藥來工作、運動和享受家庭生活的患者交談過，如果可以這麼說，他們是「有功能的憂鬱症患者」，他們確信這一切都歸功於藥物改變了他們大腦的化學成分。

當你罹患憂鬱症時，你並不一定能在短時間內找到最正確的藥物和劑量組合，所以在你最需快速改變的時候，憂鬱症好轉卻不是一蹴可幾的。就像幫一輛油輪轉向，必須緩慢而穩定，往往你不知道它在轉，直到行動已經順利進行。根據《衛報》的報導，「在英國，二〇一七到二〇一八年有七百三十多萬人被開了抗憂鬱藥，其中四百四十萬人在前一年也都收到抗憂鬱藥的處方。」而「在過去一年中，有一百六十萬拿到抗憂鬱藥處方的人是『新手』使用者」，意思是他們在之前沒有被開過這種藥。[14]

在美國，《時代》雜誌援引國家衛生統計中心的一份報告報導，「十二歲及以上有接近百分之十三的人說他們在過去一個月服用了抗憂鬱藥。這個數字較二〇〇五到二〇〇八年的百分之十一提高……自一九九九至二〇〇二年以來增加了百分之六十五，當時百分之七點七的美國人據報正在服用抗憂鬱藥。」[15]

重要的是，每個人的憂鬱症歷程都不同，沒有一個通用的治療或解決方案，可惜的是，只有適合你的才是好的。

我開始意識到，我對過去幾個月的記憶非常少。當我站在洗手台邊，把藥片放在舌頭上，這一刻的清醒讓我想起了自己，就像陰暗中升起明亮的東西，它本身就是一種突破。我回想曾經，我的孤立是自己造成的，但是在過去的幾個月，自從服用藥物以後，我一直被一種令人衰弱的疲勞所淹沒，從早晨、中午到晚上都困擾著我。我知道，在這麼混亂的思想裡，我不可能找到一個精神上的立足點，使我能夠恢復正常。在我腦海的某個角落裡，我知道，當我處於這種狀態時，我恢復的希望非常小。

我在前一天晚上向媽媽提到這一點，但這次我告訴她，「我不想再吃這些了，它們正在要我的命。」

她很支持我，但有點擔心，說我不能就這樣停下來，就這樣停藥對我很不利。

我居然笑出聲來。

「對我不利？什麼，比想從橋上跳下去更糟嗎？比感覺我不在這個地球上更糟？比睡掉我的整個人生更糟？」

見鬼了，那時我的生活中有太多東西「對我不利」，很難知道好處在哪裡。

在精神科醫生的建議下，我把服用的劑量減半，他建議我這樣試一個星期看看。媽媽和西米恩真的很擔心，媽媽堅持要我待她在身邊，所以當她約好很久，終於去倫敦找我的舅舅舅媽住一陣子的時候，我也勉強去了。我花費我所有的力氣洗澡和離開房子。在外面的感覺很奇怪，有點超現實。空氣在我的臉上感覺很冷，天空太亮，世界對我來說是陌生的，而且非常吵。我試圖阻擋噪音，並戴上耳機和閉上眼睛來抑制我的噁心，整趟火車的旅程我都是這麼過的。我們到達帕丁頓車站，不舒服的欲望淹沒了我，我一下火車就跑到外面去找一個垃圾桶，我的皮膚感覺很濕，我出了一身冷汗，嘔吐到把胃粘膜都吐出來了。我幾乎站不起來——頭暈目眩，很希望我是在家裡，躺在床上。媽媽幾乎要哭了，我們跳上一輛計程車，所有的車窗都關著，她一直說：「快到了，喬希兒，快到了……」，計程車司機則反覆問：「他不會要吐了吧，對嗎？」媽媽向他保證說：「不會的，而且我有準備好袋子。」

我在保羅舅舅和斯蒂文舅媽的公寓躺下，睡了一天一夜。我知道他們很高興見到我，想和我交流、敘舊、聊天，但這是我無法做到的，我太專注於防堵停藥的影響了，而那真的不好玩。我身體的反應是殘酷的，幾乎無法忍受。我渴望彌鬱停，其實是想念它的味道，現在我寫下來時感覺很奇怪。我躺在被汗水浸透的床單上，房間裡天旋地轉，我覺得很狼狽，希望我是在自己的床上，在自己的浴室旁。這感覺就像暈車，我甚至吃了暈車藥，以為可能會有幫助。但是沒有。

第二天一早，媽媽很不情願地出門去工作。我感覺很可怕，就像得了流感一樣，但又有發抖、噁心的感覺，頭痛到眼睛刺痛。房間繼續旋轉著。我打電話給她，要她回來。她幾乎要哭了，她解釋說，她沒有交通工具，只能靠同行的人安排，他們並不完全瞭解我的狀況。她告訴我，有人安慰她說：「哦，他不會有事的，他是個大男孩！」

但是我不覺得自己是個大男孩。我覺得自己是一個處於危機中的成年人，一個正在溜走的成年人。而且我很害怕。

我等了好幾個小時她才回來。我躺在陌生的房間床上，不知道自己該怎麼辦。我又出了一身冷汗，無法分辨東南西北。

很明顯，我目前服用的低劑量並不是個好主意——誰知道呢？那天晚上我們回家後，我吃了四分之三的藥片，在接下來的一個禮拜左右，我繼續這樣做，然後我把它降低到半片，然後是四分之一片，等等。我這樣做直到藥片用完後，我沒有再去拿藥。

就這樣了。

我不用吸毒了。

又過了幾個星期，我才擺脫藥物的影響，直到頭暈、極度疲勞和食慾大增的情況穩定下來。當這個情況發生時……嗯，知道我的感覺和我開始服藥前完全一樣，並不令人驚訝。我還期待什麼？我不知道，但我的確知道我對於又回到原點——憂鬱和沮喪——很失望。問題是，我現在要怎麼辦呢？

家裡的每個人都不停地告訴我，我放棄藥物是多麼地明智。我想他們合理地認為這是我恢復主控權的第一步，是我找回過去的喬希的第一步，這是真的。缺點是，他們只依據已經花掉的時間來看，期待我正在變得「更好」，隨之而來的是全新的疑問聲浪：

「那麼，現在怎麼辦，喬希？」

「你想回去大學嗎？」

「你想找工作嗎？」

持續不斷地，我好心的家人和朋友提出了無盡的建議和問題，他們似乎覺得我沒有行動力是一件很討厭的事，好像他們也很失望，期待我為他們帶來一縷陽光。

我不知道該對他們說什麼，反正不會很禮貌。他們認為我已經修好了嗎？他們對我的病情缺乏理解，過去和現在都是如此，真的很煩。

好消息是，我已經成功戒掉我的藥物，這感覺像是一場小小的勝利，我希望可能也是往更好的心理健康的一個跳板。很明顯，我在南安普頓過得並不順利，於是我開始想，也許在一個遠離我地獄般的最低潮的記憶的新地方，可能是我重回正軌會需要的。

我想，可能是南安普頓那個地方，它的孤立性，導致了我的憂鬱，並認為如果我待在離家近一點的地方，可能有辦法拿到學位。我無法想像一個和科學世界無關的未來，並且知道取得學位是進入科學界的唯一途徑。

一個多月後的一個好日子，我從床上爬起來、洗澡、吃早餐，並且和媽媽和西米恩聊到我向布里斯托大學申請攻讀生物科學，他們瞭解我的歷史，給了我一個名額，但條件是我必須住進宿舍，以便有一位高年級在校生就近照料。這感覺就像一張信任票，而我再次想像完成我的學業，帶著一紙證書離開，那是通往光明未來的門票。我開始想，一切都可能順利到位。我希望如此。

我必須填寫制式的大學和學院入學申請表。我記得我被恐懼感麻痺，無法打字或輸入我的詳細資料，焦慮不安，並知道如果我不填寫表格，將無法得到一個名額。回想起來，我認為這是一個跡象，顯示我根本還沒有準備好，也遠非「狀況夠好」，然而我卻選擇忽視這個警告，最後還是填完了表格。

媽媽和西米恩一直告訴我，這是我的機會，重新開始，一個新的環境，一個新的課程，但如果我再次跌倒，還是可以靠近家裡的安全網。我以前聽過這個說法，這聽起來很完美，不是嗎？可能是的，如果不是因為那該死的憂鬱症仍然潛伏在我頭腦中的每一個角落。我知道他們非常希望我好起來，每當我成功地與外公外婆對話時，他們就會笑得很燦爛；當我去到餐桌和他們一起吃飯時，他們會相視而笑；如果我說我要去找朋友，他們會高興得簡直快昏過去。他們的欣慰是實實在在的。

所以，我保持了沉默，這是我最喜歡的鴕鳥行為，同時設法弄清楚接下來該怎麼走。

我還在生病，我行為舉止中的任何起色，我給出的任何希望的感覺，其實只是一個間斷。我現在明白，距離我的病再次達到頂峰，只是時間的問題，因為現實是我在玩變得「更好」的遊戲。在凌晨時分，在我最喜歡的凌晨三點的世界裡，我仍然被如何結束生命的想法驅使著。我試圖讓它們安靜下來，但這很難，那是一趟令人疲憊的雲霄飛車，在我座位下裝了定時炸彈的雲霄飛車。

我的父母決定，為了慶祝，我們應該在新學期開始前全家去渡個假。所以在二〇一七年八月，他們預訂了去佛羅里達州旅行，讓我們都坐上真正的雲霄飛車。

那次旅行就像一場活生生的噩夢。事實上，如果你想喚起我的完美的噩夢，成分會包括無法忍受的熱、密集的人群、不斷的尖叫、和被迫與我的家人和他們的朋友肩並肩生活在一個屋簷下，每個人都在努力享受最好的時光！我很緊張，也知道這對團體的其他人是有感染力的，這使我的焦慮和內疚感蠢蠢欲動，我的情緒很低落，這讓我更加緊張。就像坐在你能想像最糟糕的情緒旋轉木馬上。

每一天，屋裡都會傳來興奮的尖叫聲，關於發生了什麼，我們要去哪裡，有什麼計畫，而每一天，我都要強打精神，從床上爬起來，去加入聚會。有一些快樂的時刻——看到我的小表弟在看到「真正的」變形金剛時笑得合不攏嘴，還有在環球影城的幾次大笑——但我知道，如果要我在一個大型的、陽光明媚的遊樂園花九牛二虎之力才能感到快樂，那麼，只會讓我擔心，等我回到高等教育的世界，一個沒那麼多陽光的地方以後，可能出現什麼情況。而那很快就來臨了。

我們從佛羅里達州回來一個多月後，當我走進另一棟宿舍大樓時，有一種強烈的似曾相識的感覺。媽媽把彩色小燈掛起來，把植物放在架子上時，我的煩躁程度開始上升。然而幾天後，我告訴她我已經和新朋友出去玩了，甚至還上了一堂課，我真的看到她眼睛裡的幸福。我想我內心深處知道，不用多久她臉上的笑容會再次被抹去，我們又會回到原點，但我保持沉默，當然。我多希望這次能夠成功，為我，為我的父母，為我的外公外婆，以及所有看過我經過那麼低潮的人。我們不曾直接討論過在南安普頓發生的事情——那感覺會是史上最困難的對話，而且我肯定，提起這一點，感覺就像打開一個舊的傷口，我會非常痛苦。

布里斯托大學有一個制度，是讓一位學長或學姐住在新生中間，有效地提供一扇萬一出現危機時可以敲的門。他們自己也是學生，只比我大一兩歲。說實話，儘管他是個很好的年輕人，但在我看來，他沒有受過足夠的訓練來處理真實的緊急狀況。他有點安靜，甚至有點害羞，不是全神貫注於他的研究，就是不在。我不認為這個制度會是大學認為的精神健康安全網。現場還有一位舍監，他有點狀況外，很執著一些我覺得不重要的事情，真正嚴重的事情卻似乎常被他忽略。

寫這本書時，我不能不提到布里斯托大學的高自殺率。我不能也不會試圖解釋背後的原因。這背後的原因很多，也很複雜，但我知道，大學和那些負責教牧關懷的人已經在關注，學生們自己也很警覺，我真誠地希望這份更強的意識，可以與《大學精神健康憲章》雙管齊下，為未來的學生帶來不同的結果。

學生們意識到大量的自殺事件，開始要求獲得更多的支持。布里斯托大學學生抗議活動的召集人說，該大學有「日益嚴重的精神健康危機」。根據BBC的新聞報導，「在布里斯托大學，過去五年中尋求協助的學生人數增加了百分之一〇六——從二〇一二到二〇一三年的一千三百七十五人增加到二〇一六到二〇一七年的兩千八百二十七人。」[16]

我很高興有家人的支持在身邊。我還結識了一群我喜歡一起外出的人，那種你一輩子的朋友，到現在也仍然是我會去找的人。我的朋友們都知道我的心理健康問題。我覺得要讓他們知道很尷尬，表白這件事情很丟臉，但我還是鼓起勇氣，在一天晚上喝了幾杯啤酒以後，把事情說了出來。值得慶幸的是，他們很坦然地接納了我。我很高興我告訴了他們。他們明白我有時候需要消失一下，整理我的想法，他們會讓我有獨處的時間，也會不時關心我。

儘管有了這層新的支援，焦慮和自卑的惡魔仍開始在我耳邊低語，不久之後，我就開始用酒精自我麻醉。喝醉是我很喜歡的紓解方式。當我想從病況中抽身的時候，喝酒仍然是我的最佳選擇。我現在明白，那幾乎是重複我在南安普頓的行為，但我當時太害怕了，不敢想這個問題。

我可能已經能夠每天離開我的床，當然也重新包裝了自己，留了頭髮，換了所大學，但我的大腦並不關心這些事情，我仍然在慢慢地崩潰，害怕把這第二次也可能是最後一次念書的機會搞砸，卻沒有能力集中精力或專注。我的生活很極端，我不是在喝酒，就是在睡覺。

媽媽和西米恩，甚至整個家庭，都為我能在布里斯托大學就讀感到高興，所以我很不想告訴他們我覺得自己正在下沉。我和他們一樣希望這是我的機會，我只想把過去幾年的一切拋在腦後，回到「正常」狀態，不管那是什麼意思。他們從未公開給我壓力，但他們總是有意無意地說他們「多麼驕傲」，「看到我重新站起來有多好」。所以我知道，如果聽到我又想離開學校，對他們來說會是一個沉重打擊。

第一個學期，我開始大量喝酒，喝得很多。出門前喝一小瓶伏特加，然後喝五公升蘋果酒或啤酒，直到我昏過去，這種事很常發生。我尋求醉酒帶來的忘我的感覺，我很喜歡，我非常喜歡。酒精提供的逃避是非常有吸引力的。我知道我正在逐漸墮落，但我一點也不在乎。

Chapter

21

艾曼達
十字路口

「一隻燕子不能構成一個夏天，一個好日子也不夠；
同樣，一天或短暫的幸福也不能使一個人完全幸福。」

亞里斯多德（Aristotle）

幾個月悠閒地過去了，隨著喬希在布里斯托大學第一年安頓下來，班在利物浦大學念書，我則終於擁有了從我二〇一一年第一次提筆寫下我的第一部小說《罌粟日》（*Poppy Day*）以來，我一直夢想的永遠的房子。書中我描寫一個年輕女孩的丈夫在阿富汗被劫持為人質，她為了把愛人帶回家付出驚人的努力，因為沒有人會像她一樣為他的自由奮鬥。寫這篇小說的同時，我們住在屋頂漏水的破舊的軍隊宿舍，用著軍隊標準配備的傢俱。我總是幻想，倘若我的寫作事業有了起色，我們就會買一間破舊的農舍，地板吱吱作響，有古怪的門，和真正的火爐，一個有雅家爐和老式石板地的廚房。許多個下雨天裡，我們就會穿著睡衣和威靈頓雨靴在花園裡散步，坐在格子呢毛毯上，戴手套捧著一杯茶欣賞日落。

突然間，銀行裡有了錢，這棟房子的詳細資訊就到了我們手裡，我們對它一見鍾情。我們試探性地詢問喬希對於搬家的看法，因為變化可能造成他的不安。他很坦率地告訴我們，每次他走進我們住的房子，就會看到自己的憂鬱症，而且感覺到它。這是有道理的，畢竟那是他最不快樂的時候住的地方。他很想去一個新的房子，重新開始，不必再睡在那間像監獄一樣的臥室。

就這樣，決定了。我們的提議被接受了，然後等待進入一般的法律程序，讓我們可以搬進去，佈置我們的夢想家園。我興奮不已。

我們開始把小房子裡的東西打包，準備搬到鄉下。在這個階段，喬希已經在康復的路上邁出很大的第一步，他醒著的時候比睡著的時候多。在搬家之前，我甚至把彼得聖誕紅丟掉了——感覺真好。我們對於喬希重返大學生活感到非常驕傲，而且大學離家近了很多很多，這表示如果他感到狀況不佳的時候，我們可以在半小時內趕到他的身邊。到了這個階段，大學給了他一個出口，一個目的，有機會專注於憂鬱症以外的事情。我們為他的力量、決心和獨立感到非常自豪，並不是說他已經走出困境，但如果說怪物曾經牢牢地控制喬希，那麼現在牠淪落到坐在角落裡，讓喬希有了自由，長久以來第一次可以抬頭看世界。

搬進宿舍似乎是讓他重新熟悉家以外的生活很好的方式。他很快就交到一群很好的朋友，這讓我很興奮，他當然還有幾個舊的朋友，但因為這群新朋友能用新的眼光看待喬希，所以讓他擺脫了舊的軀殼，他買了新衣服，開始關注自己的外表。

事情進展得……還好。不是非常好，但還行。喬希的情況有很大的改善，但是仍然有點退縮和內向。西米恩和我有點擔心喬希的生活方式。是的，他有一群朋友很好，是的，他又回學校讀書，很棒，但是，喝很多酒，然後回家連續睡好幾天？嚴格說來，這是一個警訊，我不希望我們的兒子這樣過日子。我們多想為他的行為找藉口，因為他能起床、打扮、參與人類的一部分生活是這麼的好。我們很容易回想起最糟糕的日子，那時我們絕對會不惜一切代價讓他外出活動，但是他現在的生活方式具有破壞性，而且我們已有足夠的經驗可以理解，那是他用來應付他混亂的頭腦的一種方式。

他再次拒絕去和專業人士協談，我們又回到那種可怕的感覺，在猶豫不定之中西米恩和我爭吵起來，我們吵著如何處理這種情況。他很擔心喬希正在陷入不好的舊習慣，此時若不去處理他的精神狀態，他很可能會再次崩潰，沒有完成學業就離開。我不同意，還指出所有正面的因素，我說喬希有了一群新的朋友，還有如果他陷入低潮，我們可以趕到他身邊，而且喬希好不容易能在布里斯托大學就讀。對我們來說，那是一段緊張的時期，因為我們的意見不合。我一點也不喜歡這樣。

我們決定做我們一直在做的事情：保持溝通的大門敞開，持續檢查喬希的情況，確保他是安全的。我問了喬希他的學習情況，他說得很含糊，我明顯感覺沒有多少課業上的進展。我開始覺得西米恩可能是對的，我第一次認真地想，也許大學根本不適合喬希，也許他還沒有「被修復」到可以回到日常生活，只是打發時間而已！我們是否錯了？我無法確定我們是讓他實現了夢想，還是把他推入了噩夢。我又開始失眠，這次我的想法被那個古老的問題佔據：喬希有變得更快樂嗎？有什麼條件可以讓他快樂呢？

有一天晚上，喬希突然打電話來，說他覺得不對勁。我們很高興他選擇聯繫我們，但是他很猶豫又沉默，這讓我內心的警鈴都響了起來。

我們立刻跳上車，一邊和他說話，一邊開車去他的宿舍，小心翼翼，以免讓他在宿舍裡或在他的新朋友面前感到尷尬或難堪，但同時又想靠近他，以防萬一……西米恩給了我一個明白的眼神，在那一刻，我們的立場完全一致：我們好擔心我們的兒子。

「你感覺如何，喬希？」我問道，試著聽起來很正常，在西米恩開車從我們的房子到宿舍的三十分鐘路程內保持如此。

「我不知道。」

「你能試著描述一下嗎，喬希？你的感覺是好是壞？」我的直覺告訴我，他現在狀況很不好，這使我的心跳加速。我想到他之前訂購的藥片，還有我之前看過的許多學生自殺新聞……

「呃……不好。」他小聲地說。

「所以，不好。好吧，親愛的。你是不是感覺很痛苦，喬希？」我問道，咬著嘴唇，等待他的回應。他的回答非常慢。

「我好像沒辦法應付，我很焦慮。」他終於回答。

「好，好，嗯，堅持一下。你想要回家嗎？」

「我想不要。不，不，我不想。」

「好吧，我們要去看你，只是聊一聊。我們在路上了。」

「不！我不希望你們來這裡。不要來！」他的語氣立刻變了，聽起來很憤怒，這讓我感到害怕。西米恩盯著前方，腳緊緊踩著油門，設法儘快到達那裡。

「好吧，好吧，儘量保持冷靜。我們不會進去的，我保證。」——我慢慢地、平靜地說——「但是我們會坐在外面，以防萬一。我們會待在外面的車上，直到你感覺好一點，如果你想跟人談談，或你需要我們帶你回家，都可以。慢慢來，不著急，喬希，我們有的是時間。」

「我不想要你們來這裡！」

「我知道了，喬希，但如果你有危險……」

「我沒有危險！」他聽起來很堅決，但我的直覺告訴我，他可能有危險。我想起在澳洲接到那通電話時的情形。

我的肚子裡有一顆不安的球，西米恩一邊開車，一邊注意聽著談話，他的手指關節在方向盤上發白。

「你覺得你有可能自殺嗎，喬希？你現在有想自殺的感覺嗎？」

我做了，說出所有可怕的話語，自從他打電話來以後，這句話已好幾度要脫口而出。把它說出來感覺很嚇人，我很害怕把這個想法放進他的腦子裡。我不知道這樣做是對還是錯。

沉默。

「喬希，跟我說，親愛的，你是不是想在今天晚上自殺？」我的聲音很堅定，有權威，然而我的內心翻騰著，我的血管裡流著純粹的恐懼。西米恩伸出手，緊緊捏了捏我的手，我感覺這個舉動是對的。

「我不知道，媽。」他輕輕地回答。他不再生氣了。「我太累了。」

「我知道。我知道，親愛的，但是你要堅持住，喬希。你並不孤單，親愛的。我們就在這裡，我們永遠都在這裡。」我盡我所能不讓眼淚流下來，因為這對情況沒有幫助。

我們繼續跟他通話，很輕聲地說話，說廢話，雖然他很少回應：

「今天早上天氣很冷……」

「我今天一直在寫作……」

「我們去看了外婆和外公……」

「你吃午餐了嗎……」

「西米恩一直在花園裡忙……」

「班在利物浦……」

當我們被擋在令人抓狂的紅燈前，就這麼說著任何可以打發時間的話。最後，我們把車停在他的宿舍外面。我掛斷電話，西米恩用他的手機打電話給喬希，試著用不那麼情緒化的方式和喬希溝通。我發現這讓我很惱火，因為我真的很努力了，但我不得不提醒自己，這不是我的事，而是喬希的事，我們現在只能做對喬希有幫助的事。但我真的很想當那個能拯救喬希的人。

「我們在外面，我們哪兒也不去，喬希。」我聽到西米恩說。「所以，就算我們整晚都在這裡，也沒有關係。」

西米恩讓他繼續說話，我走下車，打電話給一個著名的心理健康慈善機構的緊急熱線。我當時幾乎思慮不清，試了好幾次才正確判斷和撥打電話。我不斷撥錯號碼，按錯選項按鈕，或不小心結束通話。我感到很絕望，很想吐。

最後，我和一個男人通話，他建議我打電話報警。

我試著解釋，我的聲音有些顫抖，「我認為報警可能會讓原本已經很敏感的情況惡化。我只是想要一些建議，我應該怎麼做？我們不知道怎麼處理這件事，也不知道說什麼才是最好的。」我滔滔不絕地說道。「這件事實在很敏感，需要謹慎處理，我們真的不知道如何給他最好的幫助。」

那人用一種非常實際的語氣說：「如果你的兒子要自殺，儘量確保他不會對他人造成危險或傷害。然後打電話給報警。」

我掛斷電話，想對他咆哮，想罵人！

這不是他的錯。當然不是。我想從求助熱線上得到的是萬靈丹，一句能說出口的神奇咒語，帶我們走出這場噩夢。我想知道在哪裡可以找到魔法粉末，可以撒在喬希身上讓他好起來，可以讓西米恩和我回到家裡的廚房。在電話打進來之前，我們正準備吃晚飯，笑聲不斷。而我現在，在黑暗中站在布里斯托的唐斯草原，穿著睡衣和軍靴，臉上流著被淚水弄髒的化妝品，聽著我丈夫的輕聲細語，好像在和一個小孩子說話。我們還能承受多少這樣的事情？還有多少？然後我立刻想到喬希的臉，蒼白而痛苦，我覺得自己像個垃圾。我怎麼敢有這些想法。這就是無條件的愛的定義：愛一個人，即使在很難愛的時候也要愛。

我回到車裡，西米恩握著我的手。

「這會過去的，喬希。一切都會好起來的，一切都會好起來的……」

「我只是……我已經受夠了。」喬希在電話裡說。

就是它了。我們的指令是「走吧！走吧！走吧！」

我們決定自己處理。在法律的面前，喬希可能已經成年，但他是我們的孩子，我們讓我們的心來說話，讓本能指引我們的行動。

西米恩緊握著電話，我可以看出他非常激動，他的聲音有點沙啞。

「我們要帶你回家，喬希。」他語氣堅定，我儘可能小聲地哭了。

「我不能……我不想。」他微弱地不太肯定地回答。

「喬希！」聽我說。「我們愛你，今晚這個不是你要做的選擇。我們只是要保證你的安全，我們要帶你回家。現在，你會出來還是我們進去？」西米恩以一種我知道自己無法比擬的決心堅持著，他的語氣是命令式的，但卻很親切。在那一刻，我們沒有意見分歧，我們以最好的方式互補，我們是一個團隊。我從未如此感激他的存在。

電話那頭一片寂靜，直到最後喬希開口。

「我現在出來了。」他低聲說。

幾分鐘後，他走進了我們的視線。他的頭向前垂著，穿著睡衣。他看起來很累，走得很慢，但我感到的是深深的、深深的解脫。希米恩放下電話，長長地呼出一口氣，彷彿他一直在憋氣。我們把喬希塞進車裡，幾乎沉默地開車回家，一路上誰也沒有說一句話。

我覺得我的呼吸恢復了正常，我看著窗外，默默地哭泣。喬希坐在後座，很難保持清醒，他的頭歪著，靠在窗上。我想到喬希還是個嬰兒的時候，也會在外出或家庭聚餐後回家的路上在車裡睡著。我總把車停在我們在克利夫頓的小地下室公寓附近，然後小心地把他從車裡抱起來，把他的頭靠在我的肩膀上，他的兩隻小腿在我的臀部兩側晃動。通常進屋後，我不太願意把他放在床上，因為他的重量在我的懷裡，他全然信任地睡在我懷裡的感覺是如此美好。有時，我會坐在窗邊寬大的扶手椅上，讓喬希趴在我的胸前睡覺，透過玻璃窗，我觀看夜空，感覺自己是最幸運的女人。我沒有多少錢，我很孤單，有時很寂寞，我的工作很辛苦，但是把孩子抱在懷裡的這些時刻，月亮從黑暗的雲層中探出頭來，我感覺好像擁有一切。我希望時間可以倒轉到那個時候。也許是因為我想暫時從持續擔心喬希的病症中得到解脫，還有在某種程度上，我想我相信如果再有一次機會，我會採取不同的做法……是什麼做法，我不確定：少工作，多陪他玩，更細心……

西米恩把車停在屋外，輕輕地叫醒喬希。他什麼也沒說，直接走了進去，爬上樓梯，一階一階地爬，就像爬聖母峰一樣，每走一步就停下來喘口氣，為下一步做準備。看了真的很痛苦。

那天晚上，我們像以前一樣打開臥室的門睡覺，這樣我們就可以整夜監看他。好吧，我說睡覺，其實只是靜靜躺著，我們無法睡著。西米恩和我手牽手躺在床上，看到太陽出來時我很高興。我們成功了，與喬希在這個星球上又過了一個晚上，又過了一天。然而，我的欣慰夾雜著惆悵，這是一個重大的倒退，我想西米恩和我在那一刻都知道，大學對喬希來說是太遠的一步，超過了他的承受力，他還沒有準備好，而且，再多的新朋友也無法改變這不可避免的結果。我想起他拿到布里斯托大學的錄取通知書時我對他的鼓勵：「這可能是你需要的新起點！你可以的，喬希！」

是不是我強迫他接受這個名額？我很討厭這麼想，但他接受這個名額是為了取悅我們嗎？難道我讓他失望了嗎？我想到新學期開始前我們帶他去吃午餐，車上塞滿了他在布里斯托的新冒險可能需要的所有的東西，我想起他離開餐桌，到廁所去嘔吐。我看到他濕漉漉的手，還有他焦慮的臉。

我躡手躡腳沿著走廊走去看我的孩子，他又再次蜷縮在床墊中間，我哭了。

他在那裡待了一個星期，可怕的一個星期。西米恩和我都很疲憊，對彼此發脾氣，我也不是很堅強。在為我的新小說接受電台採訪和錄製一個來賓節目的空檔，我哭了又哭，我很累，被打敗了。我們該何去何從？我和西米恩追著這個話題轉來轉去，找不到解決方案。他開始失去耐心，而我也開始沒有力氣。

然後有一天，喬希出現在樓下，說他想回大學。西米恩和我既小心又害怕，雖然高興，但也同樣警覺他可能會跌得有多快和多遠。從臥室回到大學生活，感覺是一個巨大的跳躍，我們擔心跳得太大步了。

我記得他在車裡很開心地聊天，問起我的新書進展如何，以及終於能搬進農場實在太好了，問到什麼時候會搬家，好像上週五晚上可怕的事件沒有發生過一樣。但我並不擔心，而是為他的「正常」感到安慰，一如往常地希望這可能是一個轉捩點。西米恩和我交換一個默契的、充滿希望的微笑。

有那麼多的轉捩點，那麼多虛假的黎明，當我以為我們已經走到正確的康復之路上，這些時刻是極美好的。然而，事實是，我才鬆一口氣，感謝散落在我家各處的神靈，沒過多久以後，就會繞過下一個彎道，發現自己又一次看見懸崖，喬希正用他的指尖掛在峭壁邊。

家裡很安靜，只有我們兩個人在吃晚飯。獨處的感覺很好，可以回顧一下上個星期的狀況。我記得我們因為很多愚蠢的事情笑了很久。我們還談到我正在寫的書，以及西米恩工作的情況。這些正常事務的小插曲讓我們從被焦慮主導的生活得到一種精神上的休假。我們看了一些爛節目，彼此依偎在沙發上，像以往一樣疲憊不堪，躺到床上去時，我們幾乎在碰到枕頭之前就睡著了，我記得我感覺很高興。

凌晨三點的時候，電話響了。

我醒來發現西米恩坐在床邊，我聽到談話的結尾。

「我馬上就到！我現在就過去……」他把電話放在下巴，昏昏沉沉地邊說邊在地板上到處找他的牛仔褲和車鑰匙。

「發生了什麼事？怎麼了？」我打開檯燈。

「喬希——」他吞了一下口水，我的心沉了下去。「喬希在急診室——他……他出了意外。」

「什麼意外？」我幾乎不敢問，我的聲音很小，而且我無法充分呼吸。車子？跌倒？受傷？我的思緒亂飛……

「他的手腕受傷了。」他點了點頭。我們對視著，我知道這不是一個意外。西米恩看起來很緊張，很疲憊，很憤怒。

「我和你一起去。」

「不，曼蒂，留在這裡。我會儘快的，我保證。」

就這樣，他飛奔下樓，消失在寒冷的黑夜中，我看著床上溫暖的空間，幾分鐘前他還在那裡睡得很沉。我睡不著，哭不出來，什麼事也不能做。我已經麻木了。我拼命地擔心喬希，也在想西米恩在黑漆漆的半夜開車時在想什麼。我想知道他是不是後悔和我組成我們這個四口的小家庭。

我下了樓，穿著睡衣坐在窗邊，把毯子蓋在腿上，凝視著外面的黑暗，等待車燈從路上掃進來，把我的孩子和我的丈夫帶回家。

三個小時後，當白晝開始從暗夜探出頭來，車子停了下來。我快跑到前門，把喬希帶進屋內，西米恩跟在後面。

喬希臉色蒼白，眼睛凹陷。他的手腕上緊緊地綁著一條白色大繃帶，從他的手臂往下延伸，覆蓋在他的手上。看到這可怕的一幕，我的胃都打結了，繃帶上有一個鮮紅的斑點，被他的血滲透過來。我一陣噁心。

「發生了什麼事？」我搖搖頭。他離開我們的視線才幾個小時，就發生了這種事！

「我……我掉進了一些，呃……」

「一些玻璃，」西米恩幫他說完。

「一些玻璃？到底是怎麼……喬希……什麼……」我語無倫次。

西米恩對我小心地搖搖頭。

「我們可以明天再談。」他的聲音很沙啞。

我笑了笑，試著掩飾我的苦惱。「我去泡點茶。」這是我在任何緊急情況下會做的事情，把水壺加熱，泡茶。可能解決不了問題，但這是我需要分散注意力和沉澱思考的方法。

我把水壺裝滿，按下開關，試圖整理混亂的頭腦。他做了什麼？他是怎麼做的？我感到疲憊不堪。就在這時，我聽到砰的一聲，好像有人摔倒了。

喬希……我急忙跑進起居室，永遠不會忘記眼前的景象。

倒下的不是喬希，而是西米恩。

我的支柱，我的磐石，我的基礎，我夜間牽手的伴，我強壯的士兵，正蜷縮在地毯上，他的身體重重地搖晃著，他在抽泣。

喬希坐在我才剛騰出來的椅子上。

我跪在地上，用手臂抱住我的男人。我無話可說，我只想到這麼做——抱緊他。我也哭了，有很多原因，部分原因是看到我的男人這麼悲傷，但也因為我知道這是一個十字路口；他已經受夠了，我們都受夠了，這對我們這個小家庭的未來意味著什麼？

我們就坐在那裡，坐在地板上，就著敞露的痛苦，抽泣著，把另一個人支撐起來。我們已經走到路的盡頭。我們就快要崩潰了，這最後一根稻草讓我們看到了這一點。

「西米恩！」我哭泣著說，「西米恩，求求你……」我不知道我在求什麼，也不知道還能說什麼。感覺像過了很久，我們的哭聲才漸漸平息。我們坐直了，背靠著牆，面對坐在窗邊椅子上的喬希。他盯著我們，用他好的那隻手握著綁繃帶的手腕，表情扭曲。我和西米恩牽著手，擦乾眼睛，深呼吸。過去幾年裡，我們已經盡了最大的努力，不讓喬希感覺到我們的痛苦，覺得他要應付的已經夠多了，但是如今已經太晚了，我們在此時此刻暴露了真相，而喬希是見證人。

「我們不能再這樣下去了，喬希。」我代表我們倆個人說話。「我們知道你生病了，但你必須試試看，你必須幫忙我們。」

喬希點了點頭。

我感覺到一種複雜的情緒：我很累，是的，但也很憤怒，對於我們的處境，同時也很絕望，迫切地想幫助喬希變好。「我們建議的一切，每一件事：比如改變你的飲食習慣，服用營養品，嘗試健身，冥想，散步，呼吸新鮮空氣，養寵物，找諮商師，住院照護，醫院，我們建議的一切你都說不要，不要，不要！我們沒有辦法了！我們已經沒有辦法了，我們已經筋疲力竭了。」

喬希再次點頭，把纏著繃帶的手腕放在胸前搖動。看到他這個樣子，我的心都碎了，他看起來像個孩子，這又讓我再次哭泣。西米恩緊緊握住我的手，我記得我看著窗外的路燈，有一部分的我很想站起來，走出前門，關上身後的門，然後消失……這很自私，我知道，但我真的是一籌莫展。

「我不能再這樣下去了，喬希。我不知道如何阻止你傷害自己，我覺得我們所做的一切只是在延後你自殺的日期。這就像生活在懸崖邊上，我一直喘不過氣，等待你從懸崖邊上掉下來。」

喬希突然發出一個聲音。

一個大聲的緩慢的聲音，好像受傷的動物。

他哭著說：「我沒有意識到……你們兩個是我的一切，我沒有想到……」他的眼淚很快就滴落，而且很荒謬，很詭異的——我覺得很高興！因為喬希在哭：這是一種有形的、真實的情感！有東西！淚水從這座男孩雕像的眼中流出。他幾個月來一直帶著同樣呆滯的表情，在生活中搖搖晃晃地行走，像沒電的機器人。他發出的聲音和他的眼淚提醒了我，如果我需要的話，那就是喬希，我們充滿活力、聰明的孩子，仍然在某個地方，而那真的，真的感覺像一個轉捩點。我彎下身子，握住他的手，我們三個人就這樣待在一起，一個痛苦的三角形，每個人都努力想找到片刻喘息。

「你需要幫助我們，喬希。」西米恩接起了棒子。

「我會的。」他點點頭。「我會的。我很抱歉。」

「你不必抱歉。」他向他保證。「你永遠不必抱歉，夥計。我們愛你。我們真的愛你，喬希。生病不是你的錯，但我們需要做些改變，我們需要你嘗試一些事情，對一些事情保持開放態度，否則我們都會沉沒。」

「好，是的，我也想。我也想感覺好一點，」他勉力說道。

我不知道我們三個就這樣沉默地對坐了多久，每個人都平靜地提出一個建議，關於我們可以如何前進。但我知道，當我們站起來，上樓睡覺的時候，已經是新的一天。

一個全新的一天。

西米恩和我爬進被子裡，我躺在那裡盯著他。他的眼睛腫起來，呼吸不太規律，因為不習慣這樣哭泣。他的反應提醒了我，他也是人，他也是一個需要支援的人。我一直在自己的戰鬥中迷失了方向，試著浮在水面，寫書，出現在電視上，上電台談話節目，照顧喬希和應付家庭生活的各種變化。我已經忘記了這個人，我的丈夫，他也是一個父親，也在承受痛苦。我決定多傾聽他的聲音，而且我發誓要繼續這樣做，因為我知道這在漫長的一天結束時可以帶來的安慰。

「我愛你，西米恩。」

「我永遠愛你。」

我相信他。

Chapter

22

喬希

回歸彩色

「我試著列出，如果你不在這裡，就不必承受的所有事情。
不再有疾病，不再有掙扎，不再有損失，
不再有心碎，不再有衰老……
但後來我又想到所有你不會經歷的事情：
體會有孩子的祝福，適當地喝香檳酒醉，
睡在草地上，在小溪邊，
醒來時躺在你愛的人的懷抱中，在碼頭上吃現抓的龍蝦，
為你覺得幸福到暈頭轉向的小事捧腹大笑。
哦，我親愛的，這個清單無窮無盡，一直延伸到無限……」

艾曼達·普若茲（Amanda Prowse）

我在急診室那個晚上，說來慚愧，我喝得酩酊大醉，昏了過去。我曾在外面和朋友們一起喝酒，然後回到宿舍，失去了意識，以前也發生過幾次，但這個晚上，酒醉的後果比我想的更糟。我醒來後，獨自一人在共用的廚房裡跌跌撞撞，我把手腕塞進玻璃窗裡，然後拖下來，嚴重割傷了手腕。情況相當糟，一片混亂。想起來很難受，更難寫下來。我知道地板上有一大灘血，我的手臂很痛，但酒精使我麻木。有一部分的我想把血流光。這是解決方案吧，我想。

我在走廊上徘徊，不知道該躺在床上，順其自然，還是尋求幫助。我的朋友艾歷克斯，他住在同一條走廊上，他來看我了。他很驚恐，看到我當時的景象非常震驚，他的表情告訴我情況有多壞。我當時已經麻木了，無法正確理解發生的一切，我不記得事件本身太多的細節，但我確實記得那些聚集在我身邊的人，全都驚慌失措。後來有人告訴我，有一位員工被叫來，看了一眼我的傷勢，差點暈倒。

我被一輛飛馳的 Uber 載到急診室，大家都認為這比等救護車來快。艾歷克斯和我一起上車，坐在我旁邊，他用毛巾包住我的手臂。到達醫院後，我被快速推進去診間，醫生從傷口中取出了玻璃碎片，縫合後把我的手腕和手臂包紮起來。我打電話回家與西米恩通話時，我已經有點清醒了，他會來接我。他在醫院裡很平靜，在車上也很安靜，我很感激，不需要詳述那晚的事。我不想討論，不想承認，不想去想它，但是等我們回到家以後……

這很難寫，我的父母歇斯底里了。

歇斯底里。

我想他們把這件事看成我沒有好轉的第一個證據，沒有像他們希望的那樣修復，也不快樂，一點也不。我是一個爛攤子，一個該死的爛攤子。

在我去急診室的幾週前，我的憂鬱症一直在拖累我。我已經不再去上課了，也不工作，停止參與活動，再次躺回床上。那是一個我感到安全的地方，在那裡我不會被批判。

我帶著手臂和手腕上重重的繃帶回到家的那個晚上，我的想法改變了。那是我第一次看到西米恩難過——真的，真的難過。他像是崩潰了，很不忍卒睹，因為我知道原因是我。我不願意去想這件事。我知道他為我做了多少，想到他睡在我骯髒的臥室地板上的那些夜晚，看到他如此不知所措地想找答案，使我決心盡我所能，試著找到穿越迷霧的辦法。我不想讓他失望，也不想讓我媽媽失望，她說的話真的引起我的共鳴。她說，他們不知道如何幫助我，我意識到我的憂鬱症不只影響我，還影響到所有的人。她還大叫說，酒精不是解答。她是對的。我需要控制自己，至少要嘗試一些我以前拒絕的事情。我明白了，我需要做出改變，否則我們全部都會完蛋。事後看來，我很清楚，認識到我的疾病對於其他人的影響，實際上是我康復的一部分，之前我要不是無動於衷，就是太過陷入憂鬱症而無暇顧及。我父母的幸福對我而言不像是壓力，而像是一件重要的事。

我們三個人坐在客廳裡，直到天亮；媽媽泡了茶。我們爬上樓梯時，氣氛變得輕鬆起來，彷彿我們的世界發生了變化，彷彿我們取得了進展。

我仍然有一個醜陋的皺巴巴的疤痕，從我的手掌根部一直延伸到手腕中央，冷天的時候會痛，經常會癢。我知道我媽媽不喜歡看到它，但是我不討厭，因為它提醒我過去是多麼脆弱，提醒我已經走了多遠，也提醒我那晚我帶著決心爬上樓梯時的情景，開始相信事情可以改變，而且會變得更好。

在這段時間，我們已經確定搬到新家的日期，一個農村的農舍，一個有空曠的空間、光線和平靜的地方。它是我們所有人的安歇所。我記得我在那塊土地上四處走，感到比以往任何時候都要自由，彷彿這裡是我可以呼吸的地方。我們搬進去一個星期左右，西米恩和我去到農場上，他突然對我說：「曼蒂和我一直在想，如果你不用再回大學你覺得如何，永遠不用？如果你不用再去上課，如果你不再有最後期限，不再有作業，或任何規定的閱讀和考試。喬希，想像一下，如果你可以離開學術圈，走自己的路，找到自己的路……你覺得如何？」

我俯視著塞文河邊的田野，一種籠罩全身心的感覺湧上心頭，我只能用輕盈來形容，就像我在身後拖了很久的重物的綁繩，都被解開了。

我對他笑笑，那是一個新的高點，我想我們那時都知道那就是答案。我要離開大學。*我要離開大學！*我會做一些事情，任何事情，不過是我決定的事。那是一個朦朧的前景，但是我大學裡朋友們很支持我，他們都說如果我留下來，他們會很擔心。就在第二學年開始之前，我在電話裡告訴我的第一個朋友。我告訴他我要離開大學了，但他沒有表現出我所預期的一絲驚訝，反而是說我早就該離開了。我和這群朋友到今天仍然非常好，大多數週末我都會和他們見面，我在家而他們在大學，這個差異並沒有對我們的友情造成實質的影響。

就這樣。真的就這麼簡單。發了一兩封電子郵件之後，我就離開了我在整個學生生涯中一直努力爭取進入的環境。幾秒鐘之內就結束了。這種感覺……就像你要離校去過暑假的那個下午一樣，或者是有史以來最棒的星期五晚上，你知道一個漫長的週末即將到來。我終於自由了，能夠思考未來，而不必五內糾結。大學不是每個人都適合的，沒蓋你！你不一定非要上大學不可！還有其他的路可以走。

但我的憂鬱症，並不是大學直接造成的。對我來說，大學生活的壓力加劇了我的病情，促使我有那些行動，就像媽媽說的那位斷臂的人試圖成為一個擲鏈球的運動員一樣——這行不通的。不可能。因為它已經斷了。斷了。

我現在知道，我沒有能力應付這樣的環境，據《衛報》於二〇一九年五月的報導，「布里斯托大學自二〇一六年九月以來，已有十二名學生自殺或疑似自殺。」[17]

不幸的是，在寫這篇文章的時候，已經有十三個了：十三個像我一樣的人，他們對生活感到不堪負荷。我覺得我很幸運能夠從這一切掙脫出來，重新開始，脫去我的皮。

然而，無論多麼自由，做出決定只是一個開始。不只是我，我周圍的每一個人，想法上都要有重大突破，才走得到這一步。在我的一生中，「聰明的老喬希」一直被教導去相信他該得到一紙證明，告訴世界他有多聰明，他會努力工作，把一疊學位證書攬在胸前，雕刻出他自己的偉大之路。而我卻在這裡。重新開始，對這個新獲得的自由有什麼意義，以及我究竟要如何運用，我沒有任何頭緒。這是我從三歲以來，第一次走出學校機構，有點像自由落體的感覺：可怕但令人興奮。我很擔心地告訴我的外公和外婆，我覺得我在某種程度上讓他們失望了，但他們卻完全地支持我。

「我們只想要你快樂，喬希。這就是我們一直希望的……」

我瞬間鬆了一口氣。曾經我覺得很難告訴陌生人和熟人，他們會說：「哦，你念布里斯托，對嗎，一切還好吧？」我就會轉移話題，避重就輕，就像還沒有準備好讓全世界知道，而且覺得某種程度上這是一種失敗。

但現在不會了。現在我說，「那裡不適合我。我離開了。我要嘗試不同的事情。事實上，繼續念書對我的心理健康來說真的很不好。」有趣的是，我一說完，往往就有人會告訴我他們的女兒／兒子／兄弟／朋友／鄰居／表弟／夥伴的故事，他們沒有完成學業，而且往往也有心理健康問題。他們就會在結束時說這句話：「那是他們做的最好的決定……」

如果不是我開始對話，那麼這些個人的資訊，這種對如此普遍的現象的見解，是很難有人會提出來的。

因此，在做出決定之後，我就搬回家，情況開始有點好轉。第一個也是最重要的改變是，我調整了我的飲食習慣，而且減掉三十多公斤——沒錯，減肥對身體的好處很大，給我的身體提供良好的燃料遠比那些充滿脂肪的垃圾要好得多，那只會讓人上癮，對我遲鈍的身心毫無幫助。現在我很少喝酒，如果要喝，也只是在看板球比賽或吃燒烤時喝杯啤酒，或慶祝時喝點東西。

我的精力是逐漸恢復的，更像是一種逐漸的覺醒；非常漸進式的，以至於事實上一開始我幾乎沒有注意到。但後來有一天，我意識到我更投入，注意力更集中了，我可以聽到並記得人們說的話，只要不是太長。就這樣繼續改變下去。我的眼睛似乎睜得更大，不像長久以來薄霧濾鏡看我的世界。當我意識到發生了什麼時，我開始有信心尋找更多正面的因素，嘗試更多，做更多，因為我覺得好像一切都在朝正確的方向發展。

我只能把憂鬱症比作身體的受傷，當你突然意識到它不再那麼痛，你也不再每天每時每刻都在注意它，疼痛也不會讓你整夜睡不著，漸漸進入正常狀態，直到有可能完全不去想受傷的事。我還沒有完全到那裡，但我正在接近。我不知道我是否有一天能夠完全忽略憂鬱症的存在。至少現在，我可以和憂鬱症一起生活，它也可以和我一起生活。

哦，還發生了另一件事，同樣非常緩慢，顏色開始重新出現——我不再生活在一個灰色邊緣的黑白世界裡，我可以看到藍色的海洋和天空，花壇裡的粉紅色、金色和橘色，田野上的草是綠色的，而我的未來呢？嗯，甚至也看起來很美好。不是說我有了具體的計畫，但我不會看到無邊無際的虛無，這樣已經足夠了，足以使我用不同的方式看待生活——這璀璨的人生！介於病情和我尚未寫下的未來之間，我站在這裡，感到很興奮。

在寫這本書的時候，媽媽第一次仔細地問我在二〇一六年十一月那天——我以為那是我人生的最後一天——買藥片的事，在這之前，我們都迴避這個話題，我知道為什麼。回想這件事或者讓她去想像，對我來說並不容易。

「喬希，我覺得很難過，想到你心裡有那些東西。」

「你為什麼哭？」

「因為想起這件事我受不了。」

「看在上帝的份上，那已經三年前了，媽！」

「對我來說不是，喬希。對我來說是今天，是每天晚上，在我閉上眼睛入睡前。我沒有辦法。」

「我不知道我能說什麼。」

「你不必說什麼。對我來說就是這樣。」

（尷尬的停頓……）

「那麼，來吧，你可以問我任何事情，我保證會百分之百對你說實話。」

「任何事情？」

「對，任何事情。」

「你小的時候，是誰打碎那盞檯燈，我和爸爸出去了，你說是一個小偷幹的，然後他跑了？」

「班。班幹的。他用空手道的動作踢壞的。」

（我們都笑了。）

「可憐的班，他不在這裡為自己辯護！好吧，呃……我真的想問你那一次，那一天，當你……」

「說吧，但是不要再哭了。我無法告訴你那真的、真的會讓我很生氣。」

「好吧，我會努力，但我不能保證。我想我首先要問你的是，為什麼你不在藥片送來的那一刻就吃了？相信我，我很感恩你沒有這樣做！」

「呃……我不知道為什麼我沒有。我想這是我很長時間以來第一次覺得自己有控制權，我想那可能是一種正面的感覺，知道我有一個選擇。對，事實是我在掌控。我告訴自己，這是時間的問題，我記得一度我想誰會找到我，還希望是郵遞員，因為他看起來像是見過世面的人，而不是打掃公寓公共區域的好心阿姨。天啊，太可怕了，不管是誰找到我，都會徹底崩潰的。但是，對啊，我記得我在想，我寧願是那個郵遞員，而不是那個清潔工，她是個好人。我一定是想到這件事會讓她很難過。」

「你有沒有……你心裡有想到跟我或我們告別嗎？你到底有沒有想到我們？」

（很久的停頓……）

「我知道你希望我說有。」

「我不一定，喬希。我只是試著構思，想像。對不起。」

「如果你一直崩潰，我真的不能和你談這些東西。好像你受不了了。」

「是受不了！耶穌基督，真的是受不了了！」

「好吧，沒有。」我搖了搖頭。「我沒有想過你或西米恩或外婆或外公或任何人，呃……」

「嗯，除了清潔工和郵差。」

「對，你這樣說很奇怪。我甚至都不知道他們的名字。」

「別誤會我的意思。這並不是說我想聽到你滿腦子都是我，重點不是我。我想我更在意的是，是什麼錨可以讓你留在那裡，而且，哦，我的上帝，我非常感謝那位女士，她很好，還幫你打掃走廊，因為聽起來她可能是你留下來的一部分原因，即使你沒有意識到這一點。」

「一小部分，對，也許。這聽起來很瘋狂。」

「你沒有想到H嗎？」

「我想我是之後才想到她的。」H是我聰明的小妹妹漢娜——從我親生父親與他的伴侶艾瑪的關係來的。「當我回到家，開始感覺好一點的時候——我曾想，如果她需要我或需要什麼，那麼我必須狀態好一點才能幫她。但是，說實話，媽，即使我真的想到H，我也太迷茫了，不會有任何改變，也不會促使我做出不同的決定。」

「如果命運沒有介入，讓你獨自拿著那些藥片，你認為會發生什麼？你會在第二天或第三天吞下它嗎？」

「我不可能回答這個問題。我不知道。」

「所以，當你事後明白，想想我們這些愛你的人的好處——這麼多人——你會不會認為，如果你那件事成功了，會不會很自私？造成那麼多的傷害？不給我們機會幫助你就走？也不說再見？」

「我知道有些人會這麼想，但那不是自私的，因為自私表示我是在頭腦清醒的狀態下做出有意識的決定；做『結束我的生命』的時候不關心我的行為對其他人的影響，事實並非如此，完全不是。我沒有想清楚。我沒辦法想清楚。我很痛苦，同時也很麻木。在那種迷糊的狀態下，我可能已經做了，根本不知道自己在做，如果這樣說得通的話。就像當你已經喝得醉醺醺的時候，你做了什麼事情都記不起來。就是那樣，不過我是清醒的。你為什麼搖頭？」

「真的很恐怖，喬希。只是因為很恐怖。」

「天哪，媽，你為什麼又在哭？」

「我哭是因為我差點就失去你，光這樣想我就無法承受。我愛你，喬希。」

「別再哭了！你答應過的。」

「我沒有答應。我只是說我會試著不哭。」

「那就更努力吧！看在上帝的份上！」

實際上這段對話提出了一個很好的觀點。我相信有些人肯定會認為，如果我是認真要自殺，那麼我就會立刻自殺，不是嗎？我想對你們說，這幾乎是這本書全部的重點——也就是，那一天我可能想死，但不一定隔天會想死。我只想告訴你：無論你感覺有多糟，多低落，多悲傷，多破碎，明天又是新的一天，你可能會感覺不一樣，所以拜託，拜託你堅持下去，就堅持下去……給它時間，再給它一天，然後再一天，然後再一天……拜託請這樣做。

Chapter

23

艾曼達
最困難的談話

「對我來說，勇氣是穿透籠罩著生活的沉悶灰暗迷霧
——不但克服人和環境，還克服人生的荒涼。
勇氣是堅持生命的價值以及短暫事物的價值……
我的勇氣是信仰——對我的永恆復原能力的信仰
——認為快樂會回來，希望和自發性亦是。
我還覺得，在回復之前，
我必須閉上嘴唇，抬高下巴，睜大眼睛。」

史考特・費茲傑羅（F. Scott Fitzgerald）

顯然，為了保護喬希的精神健康，離開大學是最好的選擇。西米恩和我討論過，他告訴我，他向喬希提起這個建議時，好像是給了他一個禮物，他立刻回應，不用再考慮了。他沒有計劃，但比起和不斷衰退的精神健康搏鬥，這個問題不算什麼。一切發生得非常快速。決定了，信也寫得很匆忙——至少感覺如此。實際情況是，我確定他在他開始或嘗試開始複習A級會考的那天就做出這個決定了。聽起來令人難以置信，但絕對是真的，喬希做了決定後，就在那個下午，我注意到他肩膀上的緊張感消失了一些，他走路的方式更俐落、更有目標，好像不再拖著腳步。

那是個好日子。一個真正的好日子！

我曾聽過給剛開始大學生活的年輕新生如何度過難以招架的新階段的建議是，一切會漸入佳境，會更容易，他們會找到自己的步調。對許多人來說，這無疑是真的，但對喬希來說不是。對他來說，那太多了，一切都太多了。

輟學。

放棄。

退出。

這幾個與他人生重大決定相關的用詞，聽起來卻很傷人。我非常厭惡使用「輟學」這個詞來討論離開學校的學生。當一個人完全有權利改變方向，或決定大學不適合他們，而做出離開的決定時，稱他們為「大學輟學生」暗示失敗，是相當負面的含義，只會增加壓力和負面感受。在許多情況下，包括喬希在內，逆流而行，與所有的預期或認定背道而馳，恰恰是最勇敢的事情：他們挑戰了他們一直在努力達成的未來，特別是那個位置得來不易。我比較喜歡聽到的說法是，他們「改變主意」，「改變他們的人生計畫」，「離開學校」，「選擇不同的道路」……這些感覺有希望多了！

令我難過的是，有一些學生覺得，結束自己的生命比改變方向更容易，這顯示我們的社會有很大的問題。這不僅發生在英國：美國網站「大學學位搜查」（College Degree Search）上發表的一篇題為〈校園危機〉（Crisis on Campus）的文章指出，「在四年制大學中，有百分之六的學生在過去一年中『認真考慮』嘗試自殺，將近一半的人不曾告訴任何人。」[18]

學生們寧願結束生命也不願改變人生的航道，因為他們知道自己會被批評。學校應該要提供環境，確保學生能做出適合他們身心健康的決定。有些學生甚至還有債務問題，尤其在英國，就算你中止學業，還是會留下龐大債務。被貼上「輟學生」的標籤。老天，你能想像，你每次換工作、搬家就被貼上「中輟者」或「放棄者」的標籤嗎？太愚蠢了！難怪會對心理健康造成損害！

有人聽到喬希離開學校，甚至對我說：「真可惜……這麼聰明的孩子。」還有，「真讓人難過。」

我得咬住我的舌頭，才能克制自己不反唇相譏。如果讓我兒子一直待在那個環境，他可能真的已經自殺成功了。

因此，是的，這是個很好、很好的一天。很重要的是，喬希那天晚上是微笑著走進客廳的！一個標準的「露齒而笑」，我已經有好幾年沒有看到過了。他把手放在肚子上，那裡是他的情緒匯集的地方，說：「我覺得有點興奮。」

興奮！哦，我的上帝，這一個詞，還有其他許多個詞，已經從他的詞彙中消失很久了，因為他用不上，像歡樂、自信、樂觀、希望、積極、有動力、有活力、快樂這樣的詞——這些情緒和感受與憂鬱症南轅北轍。今天感覺像是巨大的突破，當然，這只是第一步，卻是我們多年來一直希望他跨出的第一步。我們並不期待他很快就能跑起來，但這一天我們等了很久，也慶祝它的到來。

我意識到，多年來喬希一直試著把他的方形思想擠進一個圓洞，這是不可能也令人不快的、痛苦的任務，即便這個任務是被我們所有愛他的人對他的安慰、鼓勵和支持的話語包裝的。再一次，我這了不起的事後諸葛明白了，用我們認為最好的方式來支援和幫助他，有可能實際上是害他沒辦法好好想清楚自己的決定。

你可以做得到，喬希！

我們會盡一切可能幫助你！

你是超級聰明的！

這些話其實阻止了他早點說「這不適合我」，然後離開，去追尋一條路，讓他有機會獲得良好的精神健康與真正的幸福。

我每天扔給喬希的善意，對他來說也是壓力，他已經證實，這些壓力不容易處理。像是問他：你好嗎？你感覺好些了嗎？你想你什麼時候會覺得好些？我曾經認為這些問題可能幫助他集中精神，同時我自己也想知道答案——但我現在知道，這些問題恰恰是加重憂鬱症的可怕負擔，當患者真的不知道如何回答時，會被壓得更重。

所以喬希回家了。他開始正確飲食，特別避免攝取含糖過多或某些脂肪的食物，並攝取適量蛋白質和大量蔬菜。他還把含糖的碳酸飲料換成水——氣泡瓶裝水成為他的主要飲水。他開始和我們交談溝通，問一些問題，關心我們的生活，對我們的回應也不僅僅是點頭或搖頭，空洞的眼神或一個單音的字。他開始做他以前無法做的日常活動，如洗澡、泡茶和洗衣服。他的生活和舉止的各個方面都在進步。

當我和父母去馬略卡島渡長週末時，喬希已經在家待了幾個月了。有天我在吃晚飯時，西米恩打電話來。

「曼蒂，是我，喬希在急診室。」

他開門見山，我的腦袋一片空白，在他說完這句話之前，我感覺地面衝上來要吞沒我。我把腳踩在溫暖的地板上，以免從椅子上摔下來。西米恩繼續說：「他和他的朋友在一起，他們顯然在玩橄欖球，他撞到頭，他們認為他可能有輕微腦震盪。」

我大聲笑了起來，引來整間餐廳的注意。西米恩笑了，我們又一次身處不同的國家，緊握手機交流，但這次分享的是不一樣的時刻。現在我了解，對大多數人來說，聽到兒子可能受傷並沒有什麼好慶祝的，但是對我來說，這是一個快樂的時刻。我感到非常欣慰，他去急診室不是因為某個更邪惡的理由，而且他還和朋友們在一起玩，在戶外……

「告訴他他是個白癡！」我大笑。

「我會的。還有我愛你。」西米恩在微笑，我感覺得出來。

「我也愛你。」

所以我們到了這裡，不只對喬希，甚至對我們這一家人來說，從事情明朗化的那一刻起，已經過去了將近四年。我們經歷了很多，但我們仍然站在這裡。

我不敢說，喬希被完全修好了。

我不敢說，喬希被完全治癒了。

但他還活著，那就是一切了。

我睡得更好了，沒那麼容易心煩意亂。我過去害怕做錯事或說錯話，擔心「錯的事」可能會成為最後壓垮我的那根稻草，讓他吞下藥丸，或舉起刀片。我現在沒那麼害怕了。

最糟的那段時期，我活在刀鋒邊緣，兩邊都是鴻溝，刀子著了火，我赤著腳，槍林彈雨；我無法呼吸，有一條憤怒的龍在頭頂上盤旋，沒有人能聽到我的呼救……是的，就是這種感覺。現在呢？情況差不多，但我穿了鞋子，我知道子彈是空包彈，我已經馴服了龍，而且找到自己的聲音。我可以呼救，我可以大聲喊叫！

而且我打算這樣做。

我知道，就算是最小的一點對憂鬱症的理解，也會帶來天差地別的不同結果。我的領悟是，憂鬱症可能發生在任何人身上，也可能發生在你愛的人身上，也可能發生在你的身上，我們都應該早早認識到這點。

當我讀到一個再熟悉不過，關於另一個太早死亡的年輕人的故事時，我總是心碎成片片。我想到，這個人一定感到難以想像的混亂，才會認為自殺是唯一或最好的選擇，但我也想到他的媽媽、爸爸、兄弟姐妹、朋友和那些他很親近的人，我想知道他死的時候他們在做什麼。我想到那些父母，像我一樣懷裡抱著一個小小的、包裹起來的新生嬰兒，他們無疑也在叨唸著同樣的願望、希望和夢想，他們的孩子長大後能夠成為的那一切……

我的心就飛越千里，去到他們那裡。

自從公開談論寫作這本書和我兒子的憂鬱症之後，我收到無數大學生（或高中生）的留言，他們真的只是想有人可以傾訴，我非常心疼他們每一個人。他們談到壓力、煩惱、孤獨、疲憊，他們的父母不理解他們所承受的壓力，還常常以為他們在玩！或者，他們知道父母在情感上和經濟上的支持，以及他們的期望，所以不想讓他們失望。他們還談到這個節奏過快、不斷變化的世界，一位學生這樣描述：

「你遇到的每個人，他們在社會上，學術上，甚至在休閒娛樂方面都比你強。你看著他們的成就，你會想，如果你和他們一起競爭一個工作，結果會怎麼樣……？」

我覺得這話說得很悲哀。我五十多歲了，學位對我的同齡人來說就是一份工作的保證，也許不是你真正想要的工作，但還是一份工作。現在呢？每個人的履歷都填滿出色的成績和課外活動，如演奏樂器、會說四種語言、騎獨輪車玩電鋸雜耍

——所有一切還得加上在社群媒體上呈現完美的形象（有些公司或學校會看社群媒體的經營判定是否錄取）——上帝呀！難怪他們的壓力山大！

另外一個學生告訴我，「我覺得我在這裡，又不在這裡。我只是做著動作，並不覺得自己是其中的一份子。我告訴了爸爸，但他說我已經很幸運了，還想要怎樣。我姐姐是一名護士，她工作時間長，工資又低。他不明白，我不知道下一步該怎麼走……」

我很想開車到國家的另一端，把她抱在懷裡。

我認為，我們要努力消除迷思，解開憂鬱症的荊棘之網，以及理解走到自殺的臨界點是什麼。作為一個國家，作為父母，作為照顧者和教育工作者，我們需要退一步問一問，我們真正想要給孩子的是什麼，因為迫使他們在這個競爭激烈、無情無義、狗眼看人低的世界裡成功，可能會使他們失去幸福，甚至是生命……

我希望我們坦誠、公開的故事能向那些處於疾病困擾中、可能正在考慮自殺的年輕人傳遞一個訊息。我也希望這能為那些愛他們的人提供一些方向。我犯了很多錯誤——我的視野很窄，但是我已經學會，直接進入解決問題模式並不見得好。需要做的只是傾聽和陪伴。我還學到，我們需要讓最困難的對話變得容易，我們不需要遮遮掩掩、尷尬地繞著話題邊邊轉，我們不用害怕去問：「你有想要自殺的感覺嗎？你認為你今天可能想要自殺嗎？」讓憂鬱患者可以用「是」或「不是」來回答，讓提供協助或介入能夠立即發揮效用。這不是一個關於選擇的問題，也不是需要過多思考的問題，對於已經一頭霧水的大腦，簡單是最好的。「你感覺如何？」受苦的人甚至對自己都無法解釋，他們很難回答這個問題。

「你有想要自殺的感覺嗎？」這個問題，寫出來很容易，讀也很容易，但是當你知道你所愛的人很脆弱，要對他們說出口，實在非常的困難。這一點我理解。我曾經很害怕這個問題。但是讓患者跟某個人談一談，任何人都行，會是預防悲劇的關鍵，這是為了讓患者挺過衝動最強烈的黑暗時刻，因為如同喬希說的：「事情能夠改變，而且也通常會變得更好。」

我們很幸運，如果差個一兩個小時，或是瞬間一個不同的決定，喬希就不會在這裡了。沒錯，喬希一天比一天更好，更強壯，但我們仍然把他留在身邊，至少目前為止。他在農場的房間將永遠是他的安全空間，當他覺得有需要，當世界感覺有點太過沉重，想有一個地方和他兩隻心愛的狗在一起平靜地獨處時，他可以去那裡。這樣的日子還是會出現。喬希現在對他的憂鬱症非常瞭解，他會尋找快要發作的跡象和觸發因素，我們也這樣做。我也知道，給自己時間是非常重要的，而且要提醒自己，如果我有一天過得很好，或非常好，不要感到內疚，喬希的憂鬱症不應該總是籠罩著我。

如果說這整趟可怕的旅程有帶給我什麼禮物，我想還是有的。我感覺和喬希非常親近，好像我從頭到尾、從裡到外都很瞭解他。我們看過他最糟的時候，他也看過我們的，這讓我們有深厚的情感連結，我相信這只會讓我們關係更親密。我認為我們一家人對什麼是重要的事有很深刻的認識，我們也知道，幸福不在於物質，而在小事，比如一夜好眠，一個熱水澡，一杯好茶。

我和西米恩感情很穩固，在過去的幾年裡，我們成為支援喬希的雙人團隊。這不是容易的事，當然也有一些時候，沒日沒夜照顧喬希的疲勞讓人疲憊不堪，我懷疑我們是否能夠勝任。有人說，沒有擊垮你的就會使你更強大，我想這就是我們的寫照。我很珍惜西米恩這個夥伴，他在我最黑暗的時刻支持我，他也是喬希的父親

——他為喬希付出的，比我多更多。

我為我鍾愛的丈夫、為我鍾愛的兩個兒子，感到無比自豪。

有時，人們仍然不能完全理解我兒子的疾病，常會問：

「他為什麼不找一份合適的工作？」

「他又睡著了嗎？」

「振作起來，夥計，沒那麼糟的！」

這種語氣之所以普遍，是因為現實社會中，人們對精神疾病普遍存有偏見。我希望人們能透過這本書，進入喬希的頭腦裡，事實上，一個小時就夠，他們即使不能感同身受，至少也可以理解。

而人與人之間，我想這就是我們真正能夠要求的。不是嗎？「理解」。

時間是個有趣的東西。你越老，它就走得越快，有時候我坐在那裡，看著鏡子裡的自己，身後的歲月比眼前的更多，不可置信，因為我感覺好像一年多前我才生下喬希。我還會期待他搖搖擺擺走進房間，小拳頭上抓著一隻恐龍，尿布鬆垮地掛在他的屁股上，露出一個只給我的軟綿綿的笑容。我聽到門打開的聲音，看著鏡子裡我兒子的身影，他現在是個男人了，他的樣子就是，如果我曾經看過我小孩的成人版，我一定會認得。但是我回想過去幾年裡，喬希在憂鬱症高峰期的樣子：那種空洞的眼神，就像一個骨髓從內心深處被抽出來的人，他的快樂逃之夭夭……不，那個人我認不出來。

在他小的時候，我確實在自我懷疑的黑暗期，有時會想，如果喬希被傷害、受傷或生病，我要如何應付。在那些情況下，我腦子裡充滿這樣的想像：我的兒子躺在醫院的床上，身上插著電線和管子，可能正在睡覺，而我坐在椅子上，盡力讓他振作精神。如果有人告訴我，在短短的幾十年裡，他將失去的東西，被砍掉的東西，被奪走的東西是他的快樂、他的動力、他的能量和他的生存意志，那麼，我將無言以對。

我承認，我經常希望時光倒流，希望我能用不同的方法去面對，在某種程度上我仍然相信，我可以改變一些什麼，讓喬希有不一樣的結果。但即便時光倒流，當時的我仍然會做完全一樣的事情。

喬希很善良，一直展現個性裡的仁慈。他還小的時候，不能忍受看到任何形式的不公平，也不會排斥站起來說出自己的想法，即便不公正的決定是具有權威的人做的，例如老師或是一個實際上體型和年齡比他更大的男孩。

喬希很早就給我上了一課，在過去幾年裡，這一點讓我受益匪淺：有時候必須做正確的事，而不是簡單的事。

他自己經常是不公平的受害者，基於他無法控制的原因被挑剔：閱讀障礙和無法接到球等等。他似乎常常無法表達自己感覺到生活中的不公平之處，卻能迅速並勇於為他人挺身，這些基礎在早期就已經奠定了，我相信，在小學教育階段，學校和職員就應該重視學生的心理健康。提供支援並且阻止憂鬱症升級，對於憂鬱症患者以及他們的家庭和社區來說，是再好也不過的事。「每八個兒童之中，就有一個兒童患有可診斷的精神健康疾病——大約是每間教室裡有三個」——一個令人警醒的統計數字。

我和喬希是截然不同的人，我通常很快樂，不愉快的情緒很少在我身上停留。我的樂觀是天生的，這使我更難理解喬希的心理狀態，而且我懷疑對他來說是一種不舒服的比較，放大了一些天生差異。喬希感到沮喪或情緒低落時，我繼續保持積極向上的態度，讓家裡維持某種平衡。這並不總是能達成，很多時候，他的情緒就像一把大鎚子，砸毀最積極正面的時刻。這對他來說也不容易，儘管我確信很多時候他沒有意識到這一點。

就像我們去佛羅里達那次。那個假期很美好，但對喬希來說卻不是。我知道他努力過了——試著參與，試著表現出熱情——但他的眼睛下面有黑眼圈，在嘈雜的餐桌上，他幾乎無話可說。我知道他希望自己在別的地方，這令人心碎。

我以為我在做一件好事，請他去玩一趟，但是相反，我感覺像是給他判刑兩個禮拜，這讓我們每個人都好沮喪。

我們去迪士尼樂園玩了一天。我走在他身後，盯著他每一步似乎都比上一步更重，我知道他只想睡覺。在迪士尼樂園看到他如此沮喪和退縮，旁邊每個人都帶著笑容走來走去，享受最開心的時光。他看起來就像是歡樂海洋中唯一一張悲傷的臉，我覺得這是對我兒子的完美比喻，我的心在為他哭泣。

對喬希來說，在比較壞的日子裡，感覺是嚴重的疲勞和憂鬱症的枷鎖兩者結合，套住了空氣中的快樂，讓我們都在壓抑的氣氛中掙扎。我覺得這些日子很辛苦，但值得慶幸的是，這樣的日子越來越少了，我只要看一眼他左手腕上憤怒的皺傷疤，就會想起我們已經走了多遠。

大約一年前，我和喬希坐在車裡穿越布里斯托，我回想起他小的時候，我們在去幼稚園的路上，距離現在快二十年了。最大的差別是，今天，喬希開車，我坐在副駕駛座，他現在還留了鬍子。

「喬希，我記得，你小的時候說你想去唐斯割草。」我笑了起來。

「我記得我說過！」

「那你還記得為什麼你想去割草嗎？」我問。

我想到他拒絕我對他未來可能達成的成就的建議時，當時的我有多麼失望。

「喬希！你可以成為任何你想成為的人！你很優秀！可以成為任何人！——劇作家，或探索太空的太空人！想想看，你難道不想登山、或是當外科醫生、或演奏音樂嗎？」

我成年的兒子看著窗外那些開著拖拉機式割草機的男人們黝黑的笑臉。

「因為他們看起來很快樂。」

「那現在呢？」

他聳聳肩。「我還是覺得我想做那樣的事。」

「嗯，你可以。你可以做任何你想要做的事。」

「我一直在想……」

「想什麼，喬希？」

「我很想告訴人們我的憂鬱症。試著解釋和它一起生活是什麼感覺。」

「好啊，那很勇敢，不過我擔心的是，那會永遠給你貼上患有憂鬱症的男孩的標籤。」

「媽媽，我就是那個患有憂鬱症的人，不論我是否告訴別人。」

「我想你是對的。那你有什麼想法？」

「我可以寫一本書。」

「喔，這對有閱讀障礙的你來說是個挑戰。我們一起寫一本書怎麼樣，畢竟這是我們的故事。」

「不可能。首先，這是我的故事，其次，我永遠，永遠，永遠不可能和你一起工作，永遠。你會讓我他媽的發瘋！」

「事實上，喬希，這也有一部分是我的故事，畢竟是我把你養大的。」

「不可能，媽！絕對沒辦法。算了吧。」

Chapter

24

喬希
通往幸福的無盡之路

「比起高飛的時候，智慧往往在我們俯身時更接近我們。」

威廉・華茲渥斯（William Wordsworth）

憂鬱症這個東西把我逼到自殺邊緣，讓我想從地球上消失。我很輕鬆地用這個詞，但是整個過程非常可怕。我覺得，我能在身體上和精神上得到正確的治療，有點像買到了樂透，真的太幸運了，因為整體來說，國家醫療服務系統的預算中，只有不到百分之一的預算是用在兒童和青少年的心理健康服務。[20]

在美國，「根據預測，到了二〇二〇年，美國在心理健康服務方面的總支出將達到約兩千三百八十億美元。憂鬱症是最常見和為人所知的精神疾病之一。據估計，在美國，大約有百分之八的成年人患有憂鬱症。」[21]

有些人很幸運，能在捉襟見肘的國家醫療服務系統內獲得醫生和心理健康支援。然而卻有更多人，在思想最混亂，最需要確定性的、與疾病共存的策略的時候，卻沒有那麼多資源。我無法想像經歷這樣的事情，卻沒有愛你的家人支援的情況會有多可怕。對於無數受苦的人——吸毒者、無家可歸者、沒有家人的人和那些覺得無法求助的人——他們完全感到孤獨，獨自承受恥辱，距離把自己刪除僅有一步之遙。

我常常思考這個問題，這種流行性的自殺正在奪走年輕人的生命，而且數量不斷攀升。這很諷刺，在一個暴力事件與恐怖攻擊事件頻傳的世界裡，父母警告他們的孩子：

「不要和陌生人說話！」

「永遠不要搭你不認識的人的便車！」

「在公共場所不要把你的飲料放在無人看管的地方！」

「如果你在黑暗中獨自步行回家，要注意安全！」

但你從沒想過，最可能謀殺你的人——是你自己！

特別是如果你是年輕男性。

根據《二〇一八年英格蘭健康概況》報導，在十至四十九歲的男性死亡率趨勢中，自殺、中毒是最大的主因。[22] 我們必須努力阻止這種情況。更多的統計資料可至英國精神健康網站查詢。[23] 事實上，自殺是英國二十至三十四歲年輕人的主要死因，而男性的自殺率要高得多，男性因自殺而死亡的人數是女性的三倍。[24] 而「男性更有可能自殺的一個可能原因是，他們比女性更不可能尋求幫助或談論憂鬱或自殺的感覺。最近的統計資料顯示，在二〇〇五年至二〇一五年期間，死於自殺的人之中，只有百分之二十七的人曾經接觸過心理健康服務。[25]

為什麼會有這麼多的年輕人自殺呢？這個問題很複雜，我知道答案也同樣複雜。但是，總結起來，我認為有幾點是導致此現象的一些因素。

我可以肯定地說，大多數學生都沒有被需要的感覺。根據我的經驗，英國現在的大學文化是一種沒有人情味的文化，是一個大學畢業生製造工廠，校方拿了學費，只聘請專業科目的師資，卻沒有對學生進行足夠的關注與投資。我們在電影中常看見教授與學生積極進行意見交流，這樣理想的場景，並沒有在我所看到的現實中發生。事實上，大學更像一個企業，而不是學習的場所，教學人員被時間追著跑，被逼著提出研究成果，學生除了上課與罕有的輔導小組外，與他們的教授很少接觸，這使得師生很難建立關係，而關係對於在系所內建立更強大的社群，從而使學生有歸屬感至關重要。對於大一新生來說，這是很大的衝擊，尤其許多大一新生，是第一次體驗離家生活。他們一定覺得，和這個世界有點「斷線」了。

學生露西亞．韋勒加斯（Lucia Villegas）在二〇一七年的演講中說：「對於大學生活，我經常感到不勝負荷。課業的要求、社交上的承諾和一般的生活壓力堆積在一起，直到我無法看清楚前方，就像一座不可逾越的大山壓在我的胸口。」[26]

我完全知道那是什麼感覺。《衛報》上的一篇文章〈你並不孤單〉（You are not alone）描述：「作為一名大學新生，你不斷被提醒，這應該是『你一生中最好的時光』。然而當你覺得這是你生命中最糟糕的時刻，你既感到內疚，又有壓力，想把這些消極的想法留給自己，不敢對人透露。」還有，「在剛開學的幾週，我每天晚上躲在寢室裡哭得死去活來。我很想家，不確定我是不是想待在那裡。」[27]

這些情緒是很普遍的。學生生活可以是美好的，當然可以，是你生命中最棒的時光，但它也可能是孤立的，除了朋友，沒有真正的支援系統。在新生週期間，校方通常會與每位學生進行一次簡短的談話，讓每個人感到被包容的重要性。校方還會發放求救專線號碼，如果有人覺得自己在苦惱掙扎，可以打電話求助。根據我的經驗，患有憂鬱症的人很難尋求幫助，更不用說撥打匿名求救專線，因為他們認為那毫無意義。而且這些協助電話並不是二十四小時運作的，而很多學生面臨危機點是在正常的九點到五點的上班時間之外。此外，這些專線有時候是由學生志工而非專業人士負責處理的，我懷疑他們是否受過良好的培訓，能夠發現精神健康狀況不佳的人可能出現的警告訊號。

資金是另一項因素。從來沒有比當學生更昂貴的事。學生不僅要在高物價的城市裡生存，還有上大學的高額成本，如學費與房租等。根據《金融時報》二〇一九年一月的報導，「在英國，三年制學位的畢業生平均背負超過五萬英鎊的債務，並面臨很高的貸款利率。」[28]「高等教育畢業生流向調查（DLHE）」的資料報導，畢業生的平均起薪為兩萬兩千三百九十九英鎊。[29]而在美國，全國大學和雇主協會（NACE）計算出，二〇一八應屆畢業生的初始平均起薪約為五萬零四美元[30]。根據二〇一九年二月二十五日《富比士雜誌》報導，四千四百七十萬學生有學生貸款。全美國學生貸款債務總額近一點五兆美元——每位學生的平均債務為三萬三千五百五十七美元。[31]

這是年輕人很大的壓力，龐大的經濟負擔，特別是家庭已經做出犧牲供應他們去上學的情況下。這是一把雙面刃：龐大的債務必定是很大的憂慮來源，但無論你是否完成學位，債務均已產生，這使你更難離開學校。你會白白浪費一大筆錢，或至少會有這種感覺。

我認為，社群媒體是我們這個時代的詛咒之一。在自我尚未成熟的時期，十幾二十歲的人處於巨大的壓力之下，期待自己看起來是某種樣子，過某種生活方式，甚至要吃值得在Instagram亮相的食物！這當然很荒謬，這種完美的生活是絕對無法實現的。我們大多數人的外表、財力和自我價值感，都跟網紅呈現的完美人生截然不同。但我們卻時時刻刻都必須接受那完美無缺卻遙不可及的標準轟炸，每天、每一分鐘炸在我們的手掌心。於是當年輕人出現憂鬱症或自我懷疑，遭受低自尊和失敗感的折磨，這有什麼好奇怪的呢？

一篇題名為〈社交媒體為你的人生帶來負面影響的六種方式〉（Six Ways Social Media Negatively Impacts Your Life）的《獨立報》文章說：「……對社群媒體的依賴可能對我們的心理健康產生不良影響。二〇一八年三月，據報導，在一項針對一千人的調查中，超過三分之一的Z世代（一九九〇年代中期至二〇〇〇年代中期出生）族群表示，他們希望永久退出社群媒體，因為百分之四十一的人表示，社群媒體平台讓他們感到焦慮、悲傷或憂鬱。[32]

另外，我認為，人們對大學生活有種不切實際的期待。我們從小看電視實境秀長大，目標是進入下一輪，再下一輪，再下一輪，出名／受歡迎／被「按讚」是我們通用的貨幣。殘酷的事實是，擁有任何程度的名氣其實非常難，但許多人卻把這當成一個目標。大學被譽為你生命中最好的時光，而對於那些沒有接到聚會邀請，或沒有很多朋友的人來說，可能會特別覺得被孤立，以為別人都在參加聚會，只有自己沒被邀請。

我們也是多說話、少溝通的一代。我們需要不斷地連結、更新、插件，我們凝視著螢幕，往往缺乏面對面溝通的技能。當你是一個坐在鍵盤後面的匿名使用者時，你可以成為任何你想成為的人，要在這種狀況下說出悲傷、恐懼或想自殺的感覺，一點都不難。但這不會讓你覺得滿足，因為當你沒有習慣與人面對面時摘下面具，而當你沒有經驗或信心這麼做時，就很難真正敞開心胸。

生活感覺像一場競賽，沒有一點喘息的空間，因為有這麼多激烈的競爭，要成為最好之中的最好，在大學贏得一席之地，取得第一，得到一份工作，擊敗其他所有申請者，買一棟房子（如果你非常幸運的話），賺錢，有一個完美的伴侶，環遊世界，賺更多錢，成為一個贏家，同時不忘參與慈善活動展現你的利他精神，並展示你在許許多多異國背景下的自拍美照！

我在同齡人中看過許多人科目被當，被降級或表現不如預期，展現出巨大的痛苦。當然，這不是世界末日，但是肯定會有那種感覺。在大學的文化中，每個人都被化約為一組學號和一排成績，而失敗是難以承受的。我們經常聽到這句話：「失敗不是一個選項！」但在我看來，失敗應該是一個選項，應該鼓勵接受失敗，作為從錯誤中學習的一種方式，讓學生成為健全的公民，而不是倍感焦慮或抑鬱的公民。我比較喜歡這樣的想法：嘗試過後失敗，比不嘗試更好。在科學界，「失敗」或「改變計畫」恰恰是我們學習什麼是無效的，發現什麼是有效的方式。我喜歡這個方式。

我們年輕這一輩，幾乎在每個方面都必須努力爭取勝利——成為完美的人。所以，當你感覺你不會贏，事實上甚至無法進入前十名，為何不想想，退出比賽也是一種選項呢？

我們從小就被社群媒體教育，可以成為偉大的人，只要穿對品牌，開對的車，用對的設備聽對的音樂，去對的俱樂部，得到對的女孩／男孩，賺對的數量的錢

——所以，如果你不符合這些理想，你就落伍了。我認為，我們迫切需要去校正「成功的定義」。如果我知道失敗和平凡也無妨，我應該會表現更好——但沒有人把真相放在社群媒體上。我們每個人都在痛苦地把自己平凡的生活與其他人經過剪輯的、光鮮亮麗的生活做比較。這怎麼可能公平。

自殺率在上升，因為當越來越多年輕人結束自己的生命，就會有更多的年輕人跟進。對於曾在布里斯托大學就讀的我，對這一點特別有感觸。該校在二〇一六年至二〇一九年期間，疑似有十三名學生自殺身亡。[33]我認為，大量學生死於自殺，對年輕人是一種危險的暗示，因為這在某種程度上將自殺行為正常化。我為這種群體的心態感到擔憂。我看了布里斯托大學學生抗議削減心理健康服務和學生宿舍的牧養制度，覺得很擔憂。露絲·戴（Ruth Day）協助策畫了一次遊行，抗議大學的心理健康服務「仍然嚴重不足」。遊行是由大學社團集體組織的，他們認為服務仍然「無法取得」。有很多人發生問題，他們必須等待長達五週的時間才能看診——這些人可能在剛開始沒有自殺傾向，但危機程度已經不停竄升。

我個人進出地獄的旅程已經持續了約六年。雖然我還沒有完全擺脫憂鬱症，但我現在可以看到前面的路了，也許更準確的說法是，我可以看到前面的一個彎道，雖然我看不到彎道的後面是什麼。信不信由你，這是件好事，因為以前我只能看到漫長平直的永恆之路，通向虛無。出現的這個彎道帶來一個機會，在轉彎處潛藏著最微小的可能性，有些不同的東西，一種新的感覺，一種改變的狀態會出現，目前這就足夠了——我可以看到這個彎道。因為在我患病的高峰期，我甚至看不到明天。

對我來說，帶著憂鬱症生活與接受其他長期健康問題完全一樣，我盡可能管理它，搶先一步，不讓它把任何東西扔到我面前，即便它一輩子也不打算離開我！

我不喜歡我接下來要說的，我並不覺得自豪，但我認為這很重要。

對我很重要。

也是事實。

我想要自白，一個可怕的自白，就是：在生病以前，我從來不相信有人會得憂鬱症。

我曾認為那不是真的。

好了。我說完了。

我曾以為，憂鬱症就是一種倦怠感。我曾懷疑，一個人的憂鬱症可能對另一個人來說是失望，我還覺得它可能是「懶得做……任何事」的代碼。

對我來說，憂鬱症這個詞不過是一個總括性的藉口，而事實是，我聽過很多人也有這種想法。

我想說我很抱歉，為我的不理解而道歉。以我自己的狀況而言，我多希望我的假設是真的，因為，憂鬱症幾乎偷走了我的生命。

因此，我非常確定地知道，當我使用「憂鬱症」這個詞時，會有一大堆人也像我以前那樣想。

「就繼續過活吧。」

「好軟弱。」

「你有什麼好鬱悶的？」

「當個男人吧！」——我非常討厭這句話。對我來說，這是刻板印象，男人必須堅強理性，女人則是感情的生物。我認為，如果男人和男孩可以不用那麼「當個男子漢」，而是更誠實表達他們的感受，如果他們能夠坦然、誠實地尋求幫助，不擔心被嘲笑，或是誤以為顯露情感在某種程度上會傷害男性的尊嚴，那麼很可能年輕男人的憂鬱症和自殺率就不會上升。

即使在我的憂鬱症得到緩解的日子裡，我也很難擺脫羞恥感。我為我的精神狀態感到羞恥，雖然我知道我並沒有做任何事情導致它發生，也無法做什麼來阻止它發生，事情就是這樣。但我想我將永遠背負這種羞恥感，因為我知道社會上一般對於精神疾病的看法，就像一種難聞的氣味，無論多少人告訴我沒事，我也意識到它就在我的鼻子底下，也在他們的鼻子底下。這很可怕。

我把我內心最深處的感受寫在這本書上給你看。相信我，對於一個在公共汽車上買票或在咖啡館點飲料都覺得困難的人來說，這並不容易，但是我想要加入這個男人和男孩的運動，開始說：「我會哭」、「我很痛苦」、「我需要一點支援」。所以，檢查一下你的朋友，詢問你的隊友，邀請那些不說話的人，甚至必須密切注意那些聚會活動中的嗨咖，你知道他們其實戴著粉飾的面具——我們需要保持對話，重視彼此的心理健康。

我喜歡這句話：「成為你想在這個世界上看到的改變。」這真的讓我很有感觸。我正在盡我所能公開我的感覺，我的情緒，我的疾病，因為有一件事是確定的：我們需要改變事情。

我需要改變事情。

瞭解人們對憂鬱症的普遍共識，曾經讓我更加孤立自己，因為我知道非患者在想什麼，即使他們沒有說出來。這份理解增加了我的孤獨感，除了生病本身的一切痛苦之外，又加上不公平和不必要的負擔。對於仍然相信憂鬱症是個假議題，或只要出去好好玩一晚就可以把它甩掉，或是「讓自己振作起來」就能解決的人，我想說的是：

憂鬱症的出現就像一堵水牆，把我撂倒了。我沒有看到它過來，我沒有預料到，我以為我站在堅實的地面上，而每當一個浪頭襲來，我就拼命掙扎著站起來，但是另一個比前一個更大的浪又把我打回地面。這讓人筋疲力竭，殘酷無情。每個人都能熬過前幾個浪，但是當你已經無法計算有多少個，而且累了的時候，就需要比大多數人以為的更長的時間才能重新站起來。

如果它能發生在我身上，就能發生在你身上，一點善意和理解會有很大很大的幫助。但如果你不理解憂鬱症，是因為你沒有經歷過，我其實為你高興，因為我不希望你或任何人體會它帶來的感覺。

實情是，我賴在床上，三年內大部分的時間都花在吃藥、睡（很多）覺，並與各種醫生和治療師交談，每次約談都讓我比上一次更加失望和沮喪——很多人根本不關心，沒有時間關心，當我再次說我的感覺與上次見他們時一模一樣時，我能察覺他們惱怒的嘆息——他們期待什麼？我起來做星形跳躍和灑紙花嗎？這是憂鬱症，不是感冒！他們所能做的和他們所做的，就是把我放在等待名單，安排下一次約診，給我開藥方。那真的不夠。對我來說，治療師有點抓不到重點，而精神科在我參加的幾次治療中起了一定的作用，我算是幸運了。我很幸運。

憤怒嗎？是的，我很生氣——我的家人、外公外婆、媽媽和西米恩是讓我勉強保持完整的黏性膠帶，但是他們都付出了個人的代價。那麼數以百萬計的人呢？他們沒有媽和西米恩給的安全網，如果他們的家庭醫生和我的一樣蹩腳呢？他們還有什麼希望？我可以想像他們今天、此刻的感受，一想到他們的感覺我就很難過。我想對他們說，對你說，堅持住，拜託，請堅持下去。

我希望我能給受苦的人一線希望，因為儘管我病了，我過得很好，真的很好！我發現，大多數人都不願意分享他們自己的故事，他們的痛苦，直到他們聽到我的故事。如果我沒有開始對話，沒有提出這個話題，就不會有人提出來，這就顯示罹患這種病有多麼讓他們感到羞恥。

將我從毀滅邊緣拉回來的是幾件簡單的事情，就是這幾件事情造成完全不同的結果，讓我從困境中走出來。我想與你分享，如果有一天生活感覺太過沉重的話：

- 儘量不要想得太遠。
- 呼吸。深呼吸並繼續呼吸。
- 不要驚慌失措，每分鐘、每小時地去面對。你每度過一小時就是一個成就。
- 不要拿自己和別人比較。在此刻，沒有什麼、沒有人比你的心理健康和維持你的生命存在更重要。
- 喝水。
- 吃點東西。

- 洗澡。
- 保持身體溫暖。

對於憂鬱症患者的照顧者／監護人／朋友，請記住，就像對待任何身體疾病一樣，做到以下幾樣小事，能夠帶來很大的不同。

- 確保他有足夠的水或一杯茶。
- 帶他到外面透透氣或打開窗戶。
- 靜靜地坐在他身邊，如果適合的話，提供平靜的娛樂，給他活著的好理由，可以期待的事情，提醒他有很多人愛他，以及他對他們的重要性。
- 溫和地談論未來——一些具體的東西，一個事件，一個日子。
- 給予盼望和積極的訊息。
- 握住他們的手。

這真的很簡單，就像你對其他病人做的所有事情一樣，因為當你被疾病控制的時候，不管是精神上還是身體上的，往往都是一些小事，像是滿足基本的需求，採取一些小小的步驟，就可以成為轉捩點。當床成為你的監獄，沒有什麼比爬上乾淨的床單更好的事了。洗個澡可以改變你對自己和周圍環境的感覺，這些細小的善意和充滿理解的行為，對憂鬱症患者來說，是非常有幫助的。

永遠不要忘記，無論你是患者還是照顧者，你並不孤單。有數以百萬計的人同時經歷著同樣的痛苦，它影響到各行各業的人。女神卡卡（Lady Gaga）、休・羅利（Hugh Laurie）、葛妮絲・派特蘿（Gwyneth Paltrow）、布萊德・彼特（Brad Pitt）、J・K・羅琳（J. K. Rowling）、阿姆（Eminem）、史蒂文・弗萊（Steven Fry）、阿拉斯泰爾・坎貝爾（Alastair Campbell）、亞伯拉罕・林肯（Abraham Lincoln）、西格蒙・佛洛伊德（Sigmund Freud）、溫斯頓・邱吉爾（Winston Churchill）、法蘭茨・卡夫卡（Franz Kafka）、馬克・吐溫（Mark Twain）、查理斯・狄更斯（Charles Dickens）、德韋恩・巨石強生（Dwayne "The Rock" Johnson）、伊恩・索普（Ian Thorpe）、約翰・科萬爵士（Sir John Kirwan）、丹・卡西羅（Dan Carcillo）——他們都曾患有憂鬱症。他們之中的每一位。

如果你是在公共汽車、火車、地鐵或飛機上，在教室或咖啡館，在等候室或在海灘上閱讀這本書，只要花一點時間，看看你的周圍——誰看起來正在受苦？有人嗎？沒有人嗎？很難，不是嗎，因為有時候那些笑得最大聲的人，可能是最痛苦的人。我非常喜歡這位不知名的作者的這句話：「需要幫助的人有時候看起來很像不需要幫助的人。」我認為這說明了一切。

憂鬱症是無差別的，無關乎你的種族、信仰、膚色或性取向；無關乎你的財富，社會地位，你的政治傾向或你的生活方式，憂鬱症的爪子都可能伸向你，而一旦它伸向你，就很難把它甩掉。

沒有人能夠免疫。

憂鬱症的特性造成的腦霧，會抵抗所有的邏輯——所以那些思考清晰的人給予的建議，往往是憂鬱症患者最難明白或理解的事。

現在事情已經改變了。

我並非總能控制我的疾病，但我對這件事情負責。

面對任何問及此事的人，我都不會感到尷尬或難為情。憂鬱症不能說是我的勳章，但它是我的一部分。而且，誰知道呢，在未來，它可能不過是我漫長而成功的人生中的一個註腳而已。我從憂鬱症倖存下來，就像任何人從身體的重大疾病傷殘中存活下來一樣。最大的區別是，大多數像我這樣的人都覺得最好不要提起它，因為，這個話題會帶來一種羞恥感。

我們必須粉碎這種禁忌，消除這種羞恥！

我希望我可以說我的康復是快速，立即的，但事實並非如此。並不是。事實上這是個痛苦而緩慢的過程。我的精神痛苦並沒有在一夜之間消失，也沒有什麼震撼彈效果的時刻。對我來說，它一直是緩慢的康復過程，直到有一天我開始意識到，陰霾消失了，隨後我發現，我的感覺並不像以前那麼糟了。

有一個東西仍在我心中徘徊不去，那就是內疚感。內疚是難以消除的傷疤，無論我如何想為自己的疾病辯解，或者多少人告訴我不需要內疚，都沒有用。也許隨著時間過去，內疚感將逐漸消失，誰知道呢？

我的關節活動仍然受限，我很容易偏頭痛，過去的幾年裡，我一直受到偏頭痛的困擾，原因仍難以確定。當偏頭痛來臨時，我的視力會下降，我的頭感覺像有一把菜刀在裡面，我一接觸到噪音或光線就會嘔吐，可以持續二十四個小時當偏頭痛即將發作前，我會知道——而我對此卻無計可施。我並不訝異我有偏頭痛——這只是我大腦的另一個面向，只是我的腦袋完全被搞亂的另一種方式罷了！

我仍然會有些焦慮——我發現有些事情非常有壓力，比如新的或不熟悉的環境，和陌生人見面，一對一的談話——而且我還是非常討厭打開電子郵件和信件。我無法解釋原因，但我覺得在任何一封訊息中等待我的只會是壞事，因此最好不惜一切代價避免。我知道這樣想事情並不合乎邏輯。

我很高興地說，我不再過著「躺平的生活」——躺在床上看著天花板。我現在已經重新融入社會（幾乎是），我開車，這種自由的感覺很棒。我在工作，我的身體比以前都更健康，我養兩隻法國鬥牛犬，多蒂和波，他們的存在，用巧妙的方法使我保持警覺。我精力充沛，幹勁十足，興奮地期待接下來的人生。我的康復之路是一條漫長而曲折的道路，可能沒有目的地，沒有終點，但是這一條路引領我走向運動、健身、減肥、超酷的戶外活動、對音樂的癡迷，以及對兩隻小狗的愛，還有好多其他美好的事物。現在的生活感覺更像是一場冒險，不像一件苦差事，而且我可以對這些事或其他任何事情感到興奮，這是非常難得的，不久以前我還是一個活的空殼，對生活麻木不仁，無動於衷。

我不知道我的未來會發生什麼，誰知道呢？

但事實是，我還在這裡。我很高興我走出來了，我已經改變了我的人生，而且我並沒有從地球上消失。

我沒有奪走我的生命。

事實上，在我能記憶的很久一段時間以來，這是我第一次站在堅實的地上。我希望能留在這裡。

所以我在這裡，寫一本書——誰會想到我，喬希亞・哈特利，會有這樣的能力呢？

真的，是我！我曾經以為，我只能每天恍神。

憂鬱症就是有這麼可怕的破壞力。

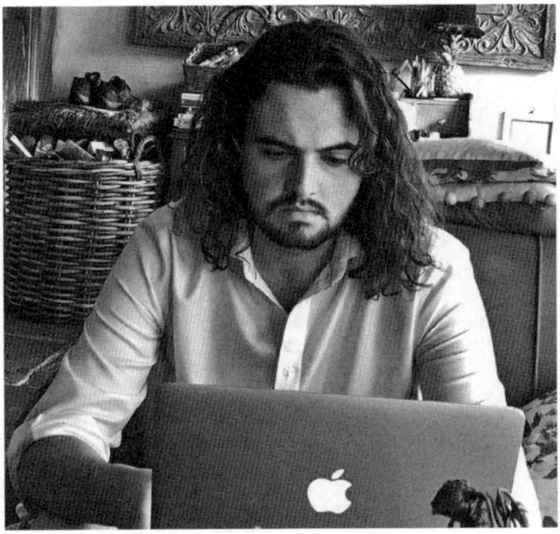

喬希

本書寫作過程的早期。我完全不知道寫作對我的心理健康會有如此積極的影響。

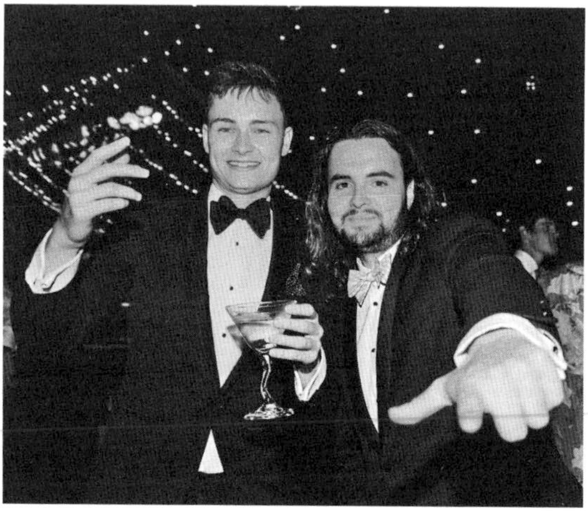

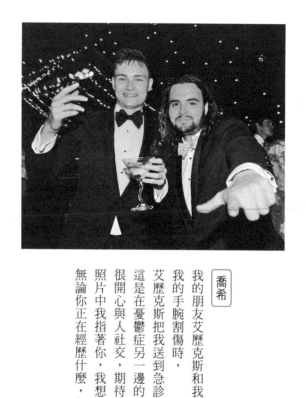

喬希

我的朋友艾歷克斯和我。
我的手腕割傷時，
艾歷克斯把我送到急診室。
這是在憂鬱症另一邊的我，
很開心與人社交，期待未來的一切……
照片中我指著你，我想說，
無論你正在經歷什麼，你可以的！

謝辭

如果沒有這麼多位優秀人士的願景、支持和鼓勵，願意推動關於憂鬱症和自殺的討論，《我陪兒子走出憂鬱症》是不可能成書的。

特別感謝小A和亞馬遜出版社的團隊，特別是我們的編輯維多利亞・「胡椒」・懷亭（Victoria 'Pepe' Pope-Whiting）和提芬妮・「笑花」・馬丁（Tiffany 'Teaseblossom' Martin），她們的編輯工作讓這部作品得以成型！還有多明尼克、尤因、蘿拉、薩娜、貝卡、哈蒂和所有與我們合作過的人——你們知道我說的是你們。謝謝你們！我們喜歡成為亞馬遜大家庭的一員——一個不懼怕在喝茶的時候解決棘手的問題，在最需要的地方發出聲音的家庭。www.apub.com

我們出色的經紀人，PFD的卡洛琳・蜜雪兒（Caroline Michel），她看到我

們故事的潛力，說：「這是一本書！」——謝謝你，卡洛琳，一如往常。www.pfd.co.uk

ED.PR 的團隊，感謝他們所有的公關技巧——#yourock #edpr www.edpr.co.uk

作者照片和其他攝影作品，由非常有才華的保羅・史密斯（Paul Smith）拍攝。www.paulwardsmith.com

我們的家人——感謝你們每一個人給予我們許可和支持，去探索這一個觸及我們所有人的傷痛的主題。我知道這有時是很痛苦的，然而，你們開放和奉獻的精神，是無價的。我們愛你們。

喬希的好朋友們，包括艾歷克斯、奧利、詹姆斯、賈斯博、查理棒棒、羅布、路易士、班和湯姆——你們的友誼在我們最需要的時候發揮了很大的作用。感謝你們。

衷心感謝 Audible 公司——不僅協助讓這部作品付諸實現，而且成為喬希在黑暗中的救星，當他什麼都無法做，除了坐著聽聲音講故事時，你們豐富的材料讓他從來不孤單，對此我們非常感激。www.audible.com

P博士——神奇的P博士！許多年前，這位老師給了喬希一個抬頭挺胸的理由。我想你不會知道你曾為喬希或為我們這個家庭所做的一切。P博士，我們從心裡感謝你。

漢娜・香蕉－山羊（Hannah Banana-GOAT）——繼續做你自己。繼續成為偉大的人，我迫不及待想看到你輝煌的未來。

麥克和伊恩——愛你們，永遠感謝。

https://www.thecalmzone.net/——「反對悲慘生活運動」——為憂鬱症患者和照顧者提供了極佳的資源。

我只想對喬希的朋友們說——你們是我的天使，我的英雄，我對你們每一個人的愛都超過了我所能表達的。我想你們並不知道自己做了什麼，你們幫忙挽救了喬希的生命。身為母親，我現在和永遠都將十分感激。

（是的，我又哭了……）

曼蒂

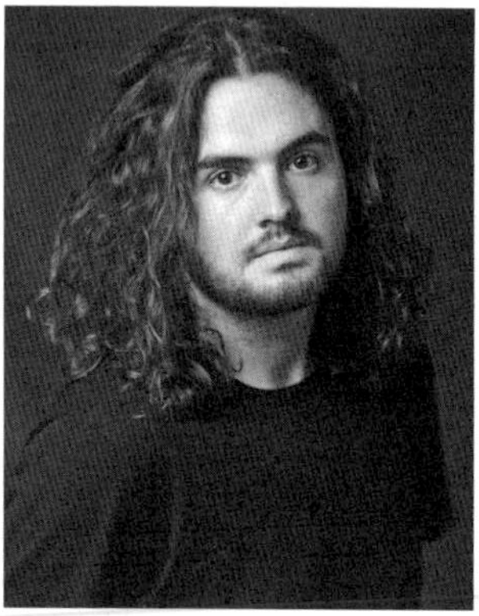

喬希亞．哈特利（Josiah Hartley）

小名「喬希」。住在英國西部一個與世隔絕的農舍。喜歡動物，是兩隻法國鬥牛犬的忠實僕人。喜歡戶外生活，喜歡參加音樂節，也喜歡跟好友一起看橄欖球賽。經常跑去海邊衝浪，坐在沙灘上看日落。曾在南安普頓大學和布里斯托大學短暫就讀。這段期間，他一直被診斷為重度憂鬱症。多年後，他決定寫下他陷入憂鬱症的經歷，希望透過本書，傳達一個最重要的訊息，那就是：事情可以變好！而且通常會好轉，超乎你的預期。這是一本坦率、誠實、充滿希望的回憶錄。如果你或你身邊珍視的人陷入憂鬱沮喪，這本書會告訴你，你可以抱持絕對的希望戰勝憂鬱，證據是：喬希此刻仍然活著，且每一刻，都對接下來的人生充滿期待！

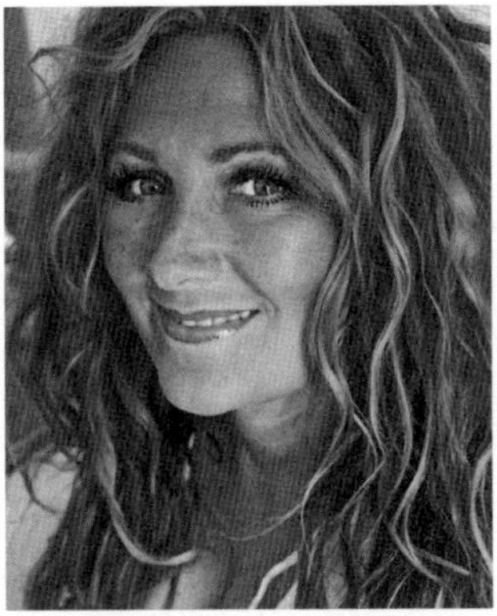

艾曼達・普若茲（Amanda Prowse）

英國最多產的當代小說作家，擁有一批忠實的讀者。她在二〇一一年出版首部小說《罌粟日》之後，陸續出版二十五部小說、六部長篇小說，她的作品已經譯成十幾種語言，經常登上世界各地的暢銷書排行榜。她寫的故事都是關於普通婦女和她們家庭的故事，她們的力量、勇氣和愛如何戰勝各種未曾想像的考驗。她的作品已經譯成十幾種語言，經常登上世界各地的暢銷書排行榜。本書是她與兒子喬希亞・哈特合著的第一部非小說。

官方網站：www.amandaprowse.com
IG：@MrsAmandaProwse
推特：@MrsAmandaProwse
臉書：Facebook.com/AmandaProwseAuthor

參考資料

1. CALM, 'Grow a Pair' (7 May 2019) Viewed 5 Jan 2020. https:// www.thecalmzone.net/2019/05/seat-and-calm-grow-a-pair/
2. ITV, 'Britain Get Talking' (5 Oct 2019) Viewed 5 Jan 2020. https://www.itv.com/presscentre/press-releases/britain-get- talking-itv-announces-new-mental-wellness-campaign-help- families-get
3. MIND, 'Time to Change' Viewed 5 Jan 2020. https://www. mind.org.uk/news-campaigns/campaigns/time-to-change/
4. Mental Health America, Mental Health Month. Viewed 5 Jan 2020. https://www.mhanational.org/mental-health-month

5. CALM, 'CALM's view on the new ONS suicide stats' (3 Sept 2019) Viewed 5 Jan 2020. https://www.thecalmzone. net/2019/09/calms-view-on-the-new-ons-suicide-stats/
6. Matthews-King, A, 'One in eight children in England have a mental health disorder, NHS report reveals', Independent (22 Nov 2018) Viewed 5 Jan 2020. https://www.independent.co.uk/news/health/mental-health-children-nhs-england-depression-anxiety-report-young-people- a8646211.html
7. Science Daily, 'More than 1 in 20 US children and teens have anx- iety or depression' (24 April 2018) Viewed 5 Jan 2020. https:// www.sciencedaily.com/releases/2018/04/180424184119.htm
8. Ghanean H, Ceniti A K & Kennedy S H, 'Fatigue in Patients with Major Depressive Disorder: Prevalence, Burden and Pharmacological Approaches to Management', CNS Drugs (30 Jan 2018) Viewed 10 Jan 2020. https://link.springer.com/article/10.1007/s40263- 018-0490-z
9. The University Mental Health Charter. Viewed 19 Feb 2020. https://www.studentminds.

org.uk/charter.html

10. BBC, 'Bristol University student "received no support" before death' (1 May 2019) Viewed 5 Jan 2020. https://www.bbc. co.uk/news/uk-england-bristol-48122130
11. Lightfoot L, 'A student's death: did her university do enough to help Natasha Abrahart', Guardian (22 Jan 2019) Viewed 5 Jan 2020. https://www.theguardian. com/education/2019/ jan/22/student-death-did-university-do-enough-help-nata- sha-abrahart-bristol
12. Campbell D, 'Delays in NHS mental health treatment "ruining lives"', Guardian (9 Oct 2018. Viewed 5 Jan 2020. https://www.theguardian.com/society/2018/oct/09/ mental-health-patients-waiting-nhs-treatment-delays
13. The Priory Group, 2019, 'How can Christmas affect your mental health?' Viewed 5 Jan 2020. https://www.priorygroup. com/blog/how-can-christmas-affect-your-mental-health
14. Duncan P & Davis N, 'Four million people in England are long-term users of antidepressants', Guardian (10 Aug 2018) Viewed 5 Jan 2020. https://www.theguardian.

com/soci- ety/2018/aug/10/four-million-people-in-england-are-long- term-users-of-antidepressants

15. Sifferlin A, '13% of Americans Take Antidepressants', Time (15 Aug 2017) Viewed 5 Jan 2020. https://time.com/4900248/ antidepressants-depression-more-common/
16. BBC, 'Bristol University students tell of mental health experi- ences' (29 Oct 2018) Viewed 5 Jan 2020. https://www.bbc. co.uk/news/uk-england-bristol-45976340
17. Morris S, 'Neglect by mental health trust led to Bristol stu- dent's suicide', Guardian (16 May 2019) Viewed 5 Jan 2020. https://www.theguardian.com/education/2019/may/16/neglect-by-mental-health-trust-led-to-bristol-students-suicide
18. College Degree Search, 'Crisis on Campus' Viewed 5 Jan 2020. http://www.collegedegreesearch.net/student-suicides/ (inactive)
19. The Grange Academy, 'World Mental Health Day' Viewed 5 Jan 2020. https://www.thegrangeacademy.co.uk/about_us/ school_news/wordmentalhealthday/
20. Mind.org, 'Charity reveals "shocking" spend of less than 1 per cent on public mental

health' (8 Dec 2016) Viewed 19 Feb2020. https://www.mind.org.uk/news-campaigns/news/char- ity-reveals-shocking-spend-of-less-than-1-per-cent-on-public- mental-health/

21. Brenner E, 'The Crisis of Youth Mental Health', Stanford Social and Innovation Review (Spring 2019) Viewed 5 Jan 2020. https:// ssir.org/articles/entry/the_crisis_of_youth_mental_health# Note: This is for the percentage of spending on children's mental health care in the USA. Figures are difficult to deter- mine however the Stanford Social Innovation Review provides useful statistics that suggest while it is better funded than the UK, the total falls woefully short of what is actually required.

22. ONS, 'Suicides in the UK: 2018 registrations' Viewed 5 Jan 2020. https://www.ons.gov.uk/peoplepopulationandcommu- nity/birthsdeathsandmarriages/deaths/bulletins/suicidesinthe unitedkingdom/2018registrations

23. Mental Health UK, 'Suicide – Thousands of people in the UK end their lives by suicide each year' (11 Sept 2019) Viewed 5 Jan 2020. https://www.mentalhealth.org.uk/a-to-z/

s/suicide

24. Samaritans.org
25. ttps://www.mentalhealthatwork.org.uk/
26. Villegas, L, 'How to cope with feeling stressed and over- whelmed at uni', The Student Newspaper (15 Nov 2017) Viewed 5 Jan 2020. https://studentnewspaper.org/how-to-cope-with- feeling-stressed-and-overwhelmed-at-uni/
27. Page L et al, 'You are not alone: student stories of men- tal health', Guardian (4 April 2014) Viewed 5 Jan 2020. https://www.theguardian.com/education/2014/apr/04/students-share-stories-of-mental-health-universities
28. Binham, C, 'UK reviews impact of student debt on fi- nancial stability' Financial Times (16 Jan 2019) Viewed 5 Jan 2020. https://www.ft.com/content/b189980a-19a5- 11e9-9e64-d150b3105d21
29. HESA, 'Destinations of Leavers from Higher Education 2016/17' (19 July 2018) Viewed 5 Jan 2020. https://www. hesa.ac.uk/news/19-07-2018/DLHE-

publication-201617

30. Hess A, 'College grads expect to earn $60,000 in their first job— here's how much they actually make', CNBC (17 Feb 2019) Viewed 20 Jan 2020. https://www.cnbc.com/2019/02/15/ college-grads-expect-to-earn-60000-in-their-first-job----few- do.html
31. Friedman Z, 'Student Loan Debt Statistics In 2019: A $1.5 Trillion Crisis', Forbes (25 Feb 2019) Viewed 5 Jan 2020. https://www.forbes.com/sites/zackfriedman/2019/02/25/student-loan-debt-statistics-2019/#2ebb40ae133f
32. Barr S, 'Six Ways Social Media Negatively Affects Your Mental Health', Independent (10 Oct 2019) Viewed 5 Jan 2020. https://www.independent.co.uk/life-style/health-and-fami- lies/social-media-mental-health-negative-effects-depression- anxiety-addiction-memory-a8307196.html
33. Stubley P, 'Chemistry student dies suddenly in 13th suspected suicide at Bristol University in three years', Independent (10 Aug 2019) Viewed 5 Jan 2020. https://www.independent. co.uk/news/uk/home-news/student-death-suicide-bristol- university-

maria-stancliffe-cook-a9051606.html

34. BBC 'Bristol students protest at mental health "crisis"' (21 Nov 2018) Viewed 5 Jan 2020. https://www.bbc.co.uk/news/ uk-england-bristol-46293109

國家圖書館出版品預行編目資料

我陪兒子走出憂鬱症：一位母親陪伴兒子抗鬱成功的感動全紀錄 / 艾曼達．普若茲 (Amanda Prowse)，喬希亞．哈特利 (Josiah Hartley) 著 ; 陳佳伶譯 . -- 臺北市：三采文化股份有限公司，2022.10 　面；　公分 . -- (Mindmap ; 246)

譯自：The boy between : a mother and son's journey from a world gone grey.
ISBN 978-957-658-907-2(平裝)

1.CST: 哈特利 (Hartley, Josiah) 2.CST: 普若茲 (Prowse, Amanda) 3.CST: 憂鬱症 4.CST: 通俗作品

415.985　　　111011788

◎封面圖片提供：
marineke thissen / Shutterstock.com

suncolor 三采文化集團

Mind Map 246

我陪兒子走出憂鬱症

一位母親陪伴兒子抗鬱成功的感動全紀錄

作者｜艾曼達．普若茲 (Amanda Prowse)、喬希亞．哈特利 (Josiah Hartley)　譯者｜陳佳伶
主編｜喬郁珊　協力編輯｜徐敬雅　版權選書｜高嘉偉
美術主編｜藍秀婷　封面設計｜之一工作室　美術編輯｜李蕙雲　內頁排版｜顏麟驊

發行人｜張輝明　總編輯長｜曾雅青　發行所｜三采文化股份有限公司
地址｜台北市內湖區瑞光路 513 巷 33 號 8 樓
傳訊｜TEL:8797-1234　FAX:8797-1688　網址｜www.suncolor.com.tw
郵政劃撥｜帳號：14319060　戶名：三采文化股份有限公司
本版發行｜2022 年 10 月 7 日　定價｜NT$420